„Du lernst, deinen Körper zu spüren und ihn mit all seinen Grenzen zu lieben."

„Yoga öffnet dir eine Tür zu deinem inneren Meister."

„Das Geplappere in deinem Kopf wird immer leiser und dein Geist kann zur Ruhe kommen."

6. Juli 2018

Liebe Selina,
viel Spass mit Yoga
wünschen Dir –
Jürg + Sabi Dürrsch
+ das
Sky loft team

AMIENA ZYLLA

YOGA
BASICS

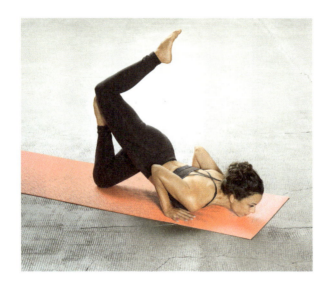

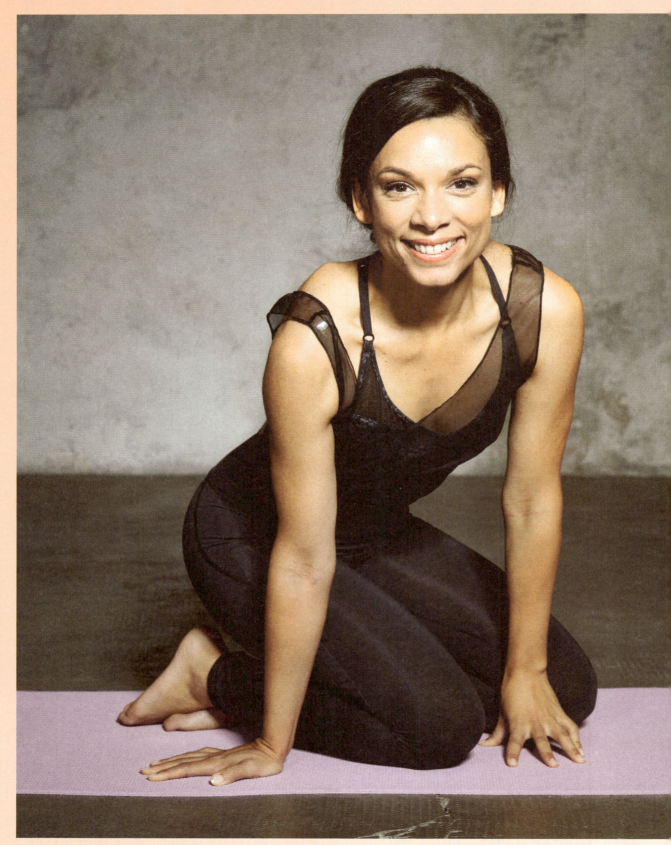

HALLO, IHR LIEBEN!

Schön, dass du mit Yoga Basics ein Stück mehr Glück in deinen Alltag holen willst. Denn Yoga ist viel mehr als eine Sammlung von Übungen, die dich beweglicher, stärker, zufriedener und gesünder machen kann. Für mich ist Yoga wie ein Lieblingssong, den ich mir anhöre, wenn ich einen kleinen Energieschub brauche, mich ein bisschen erholen oder auf neue Ideen kommen möchte.

Dieses Lied genieße ich dann Ton für Ton, Phrase für Phrase im Hier und Jetzt und lasse mich davon zum Lächeln bringen. Ihr kennt das sicher auch. Ein Song, der uns berührt, weckt Emotionen und, wenn das Leben es von uns will, auch Motivation und Inspiration für neue Taten und Ideen. Und genau das kannst du dir auch mit Yoga in dein Leben holen.

Lässt du dich einmal darauf ein, so kann dir diese einzigartige Lehre, die weniger aus Worten als aus Tun besteht, auf körperlicher wie auf geistiger Ebene ein Tor zu deinem inneren Meister öffnen. Dein neues Lieblingslied wird dir dann zeigen, wann der Punkt gekommen ist, auf »Stopp« zu drücken, wann es Zeit ist, vorwärts zu gehen, aber vor allem, die Augenblicke der Gegenwart wahrzunehmen.

Mit Yoga Basics kannst du ganz einfach lernen, deinen Körper zu spüren, ihn zum Lächeln zu bringen und ihn mit all seinen Grenzen zu lieben. Du wirst erleben, wie dein Geist zur Ruhe kommen kann und du beim Üben jeden Moment im Jetzt genießen wirst. Denn es findet jetzt statt, dein Leben, nur jetzt.

Alles Gute wünscht euch eure Amiena

Let Your Body Smile®

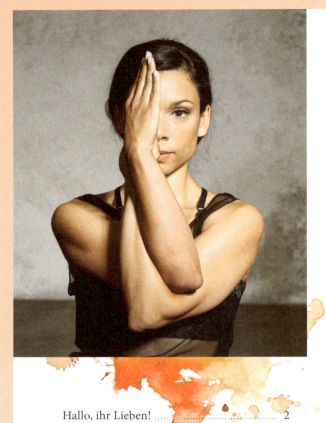

Hallo, ihr Lieben! 2

YOGA-KNOW-HOW 6

Yoga wirkt! 8
Finde deinen Yoga 10
Mythos Meditation 12
Yoga macht glücklich 14

ASANAS 16

Hüftöffner
Babyschaukel 18
Krieger 2 20
Friedvoller Krieger 22
Seitlicher Winkel 24
Dreieck 26
Shivas Tanz 28
Baum 30
Hocke 32

Rückbeugen
Kobra 34
Heuschrecke 36
Kamel 38
Taube 40
Tiefer Ausfallschritt 42
Krieger 1 44

Vorbeugen
Kind 46
Kopf-Knie-Haltung 48
Reiher 50
Stuhl & Vorbeuge 52
Pyramide 54
Krieger 3 56

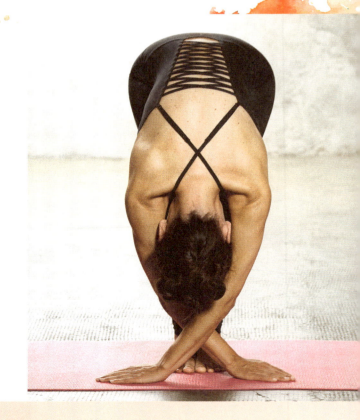

Drehhaltungen

Krokodil 58
Drehsitz 60
Gedrehter seitlicher Winkel 62
Gedrehter Stuhl 64

Stützhaltungen

Planke 66
Seitplanke 68
Knie-Brust-Kinn-Haltung 70

Umkehrhaltungen

Herabschauender & Dreibeiniger Hund 72
Schulterbrücke 74
Halbe Kerze 76

FLOWS 78

Tut so gut

Warm-up 80
Bei Darmproblemen 82
Bei Energiemangel 84
Bei Ischiasproblemen 86
Bei Kopfschmerzen 88
Bei Bluthochdruck 90
Bei Kreislaufproblemen 92
Bei Monatsbeschwerden 94
Bei Stressproblemen 96
Bei Wechseljahrsbeschwerden 98
Bei Verspannungen 100
Für mehr Beweglichkeit 102
Für ein starkes Gehirn 104
Für ein stabiles Immunsystem 106
Für einen entspannten Nacken 108
Für einen starken Rücken 110
Für Vielsitzer 112

Happy Mind & Soul

Frischmacher 114
In die Ruhe kommen 116
Atempause 118
Das Herz heilen 120
Gute-Laune-Flow 122
Perspektivenwechsel 124
Einfach fallen lassen 126
Für mehr Selbstbewusstsein 128
Besser schlafen 130
In die eigene Kraft kommen 132

Für eine gute Figur

Glückliche Bauchmuskeln 134
Schöne Beine & knackiger Po 136
Straffe Arme & Brust 138

Zum Nachschlagen

Register der Übungen 140
Bücher & Adressen, die weiterhelfen 142
Impressum 144

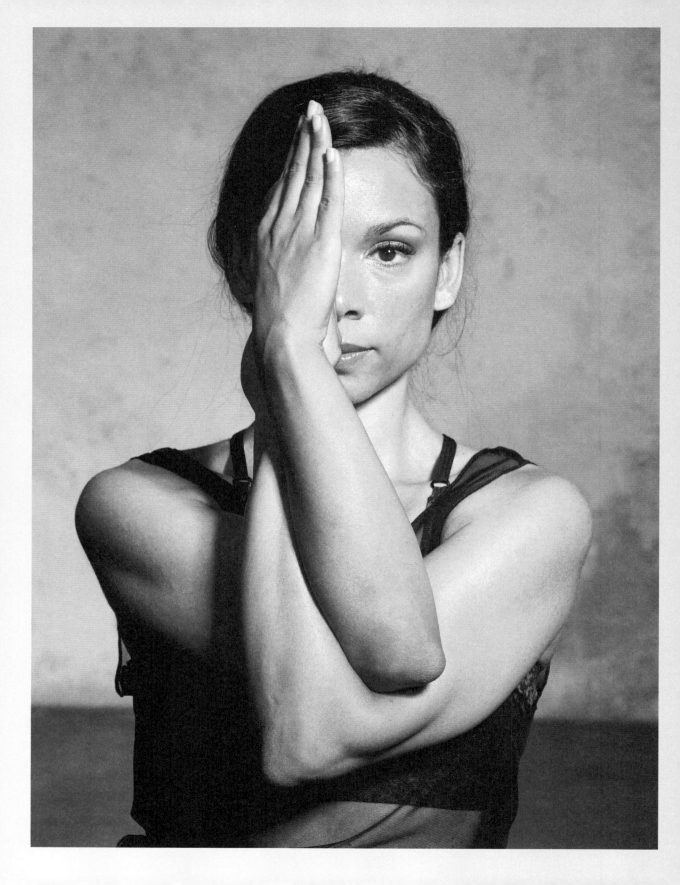

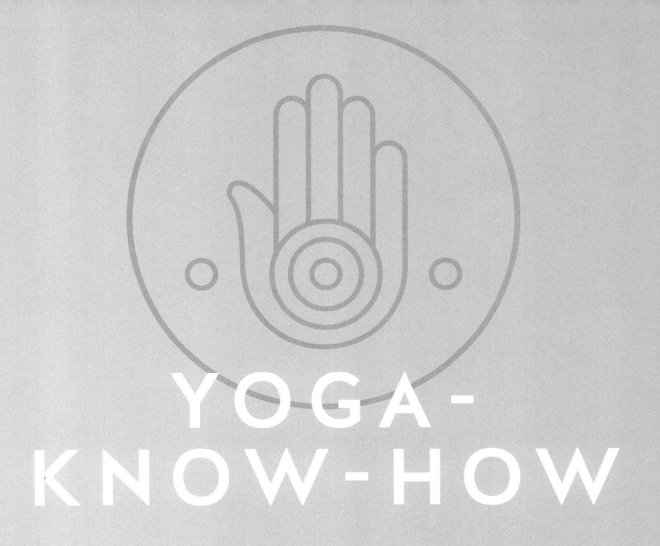

YOGA-KNOW-HOW

Ein kleiner Ausflug in die große, weite Welt der Yoga-Philosophie und Leitfaden für dich, wie du mit diesem Buch arbeiten und dein Leben ab sofort schöner machen kannst.

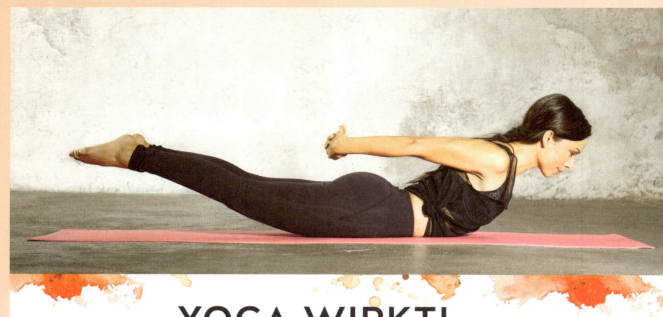

YOGA WIRKT!

Dass Yoga das Wohlbefinden von Körper, Geist und Seelenleben beeinflusst, haben in den letzten Jahren viele Studien bewiesen, in denen die Wirksamkeit von alternativmedizinischen Ansätzen untersucht wurde. Doch abgesehen davon kannst du selbst testen, was es mit dir anstellt. Denn Yoga ist keine Theorie, sondern eine Praxis, bei der es darauf ankommt, sie auszuüben und seine eigenen Erfahrungen damit zu machen – auf der geistigen und auf der körperlichen Ebene.

DIE GEISTIGE EBENE

Der kleine Sanskrit-Zungenbrecher »cittavrtti-nirodha« heißt übersetzt so viel wie »Geist-Bewegung-zur-Ruhe-Kommen« und drückt sehr schön aus, wie Yoga wirken kann und was er mit dir macht. Mit »Bewegung« ist zunächst einmal die Bewegung des Geistes gemeint. Tagtäglich werden wir von Gedanken, Gefühlen, Wünschen und Bedürfnissen überwältigt und sind dann oft nicht mehr Herr der Lage. Wir haben den Eindruck, dem ausgeliefert zu sein, was kommt, denn Gefühle überfallen einen wie ein gewaltiger Sturm, und häufig wissen wir nicht, wie wir damit umgehen sollen. Ob es nun Emotionen wie Neid, Angst oder Wut sind oder einfach übermäßige Freude, egal, ob negativ oder positiv, mit jeder von ihnen müssen wir uns im Alltag auseinandersetzen. Wir können uns ihnen nicht einfach entziehen, weil sie wie ein unaufhaltsamer Strom sind. Gedanken und Gefühle hören nicht einfach auf, denn es gibt keinen Ausschaltknopf dafür. Nur müssen wir aufpassen, dass uns alle diese Einflüsse nicht zu sehr beherrschen.

DIE KÖRPERLICHE EBENE

Du begibst dich deshalb auf deine Yogamatte und beginnst, deinen Körper zu spüren, sei es in Form eines Muskels, den du gerade dehnst und dessen Ziehen du in diesem Augenblick wahrnimmst, oder mit deinem Atem, der plötzlich schwerfällt, weil eine Asana besonders anstrengend ist.

Schon beim nächsten Mal merkst du, dass dieselbe Übung viel leichter wird, je mehr du dich auf deine Atmung konzentrierst und je weniger du dich verkrampfst: Auf der Matte bleibt die äußere Welt für einen Moment stehen, und das Tor zu deiner inneren Welt öffnet sich.

Es ist so, als ob du in einer Menschenmenge stehst – du hörst die anderen und Umgebungsgeräusche noch ganz. Doch mit jeder Yogahaltung, die du einnimmst, werden diese leiser, und schließlich werden sie zu einem Geräuschteppich, von dem du dich aber nicht mehr stören lässt.

Sei ganz bei dir

Durch Yoga wird aber auch – ganz pragmatisch betrachtet – dein Körper straffer und stärker, lästige Beschwerden wie Nackenverspannungen und Rückenschmerzen verschwinden, und deine Energiespeicher sind gut gefüllt.

Hindernisse auf dem Weg

Der Weg dorthin ist aber nicht immer so einfach, denn er ist mit vielen Hindernissen und Verlockungen gespickt, gegen die du ankämpfen musst – die rufende Couch, das schöne Wetter, ein After-Work-Drink, Müdigkeit, Erschöpfung, Kummer oder Traurigkeit, Krankheit, Arbeitsstress und vor allem der innere Schweinehund. Denn das Loslösen von Stolpersteinen und Ablenkungen erfordert eine gewisse Disziplin und Kontinuität. Nur durch stetiges Üben und Wiederholen beginnen die Zellen in deinem Körper sich zu verändern und das neu Gelernte aufzunehmen. Wenn du also nur einmal im Monat Yoga machst, werden sich deine Körperzellen nicht einmal annähernd die Mühe machen, sich auf das Neue einzustellen. Dazu ist die Information, die sie bekommen, nicht ausreichend. Deine Zellen brauchen aber regelmäßig Nahrung, so wie deine Pflanzen zu Hause Wasser benötigen, damit sie wachsen und gedeihen. So ist das auch mit Yoga. Er zeigt seine große Wirkung erst durch regelmäßiges Praktizieren. Und die Rede ist nicht davon, jeden Tag zwei Stunden (nichts hält dich allerdings davon ab, wenn dir danach ist) zu üben, sondern vielmehr einen Rhythmus zu finden, der für dich passt. Es gibt unzählige Möglichkeiten, suche dir die passende aus:

> jeden Tag 5 Minuten
> 1-mal in der Woche eine Stunde
> alle zwei Tage 15–20 Minuten
> 2-mal in der Woche eine halbe Stunde
> 2-mal in der Woche eine Stunde
> alle drei Tage eine Stunde
> wie du es möchtest

Wie du siehst, gibt es keine festgelegten Regeln, wann, wo und wie lange du dein Yoga machst. Die Hauptsache ist, du tust es einfach, völlig unabhängig von Zeit und Ort.

EINFACH YOGA MACHEN

(1) Begegne deinen Stolpersteinen, indem du sie aufschreibst.
(2) Sieh genau hin, ob die Hindernisse wirklich von außen beeinflusst werden oder sie eher als Ausrede dienen.
(3) Streiche diejenigen durch, die für dich am leichtesten zu überwinden sind.
(4) Betrachte noch mal bewusst deinen Zettel mit den Hindernissen.
(5) Schreibe nun Gründe auf, warum Yoga jetzt gut für dich wäre.

Und: Was überwiegt jetzt?

FINDE DEINEN YOGA

Lasse deinen Körper Yoga machen und nicht deinen Kopf. Beim Yoga geht es nicht darum, besser zu werden und auf dem Weg dahin die eigenen Grenzen zu ignorieren. Lasse deshalb immer deinen Körper bestimmen, wo es langgeht, und spüre genau hin. Betrachte also jedes Üben als Option und bleibe neugierig und wachsam, was dein Körper als nächsten Schritt zulässt. Teste deine Möglichkeiten hier und passe die Yogaübungen entsprechend an deine Grenzen an.

TESTE DICH

Die Übungen ab Seite 16 sind aufgeteilt in Hüftöffner, Vorbeugen, Rückbeugen und Drehhaltungen. Du wirst wahrscheinlich feststellen, dass dir manche leichtfallen und andere schwerer. Damit dein Yoga nicht mit Frust beginnt und du es wirklich genießen kannst, möchte ich dir ein paar Testmöglichkeiten zeigen, wie du deinen Körper beim Üben unterstützen kannst. Mache die Testübungen sehr achtsam. Die Ergebnisse sind auch nicht verbindlich: Ausnahmen bestätigen die Regel.

1. VORBEUGEN-TEST

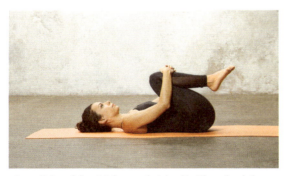

Lege dich auf den Rücken und ziehe die Oberschenkel so nah an den Brustkorb, wie es geht.

Po und unterer Rücken sollten bei dieser Übung am Boden bleiben. Bindegewebe und Hüftgelenksform bestimmen, wie dir Vorbeugen liegen.

So kannst du üben:
> Die Beine immer leicht öffnen, gerade wenn der Bauch ein kleines Hindernis darstellt.
> Die Beine in der Hüfte etwas ausdrehen.

2. RÜCKBEUGEN-TEST

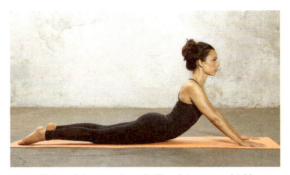

Lege dich auf den Bauch und öffne deine Beine hüftbreit. Drücke dich mit gestreckten Armen nach oben.

Die Beckenknochen sollten am Boden bleiben, und im unteren Rücken sollte es nicht stechen. Übe Rückbeugen immer sehr achtsam.

So kannst du üben:
> Bringe die Arme weiter vom Körper weg oder näher zu ihm hin. Stütze dich so weit nach oben auf, wie es die Wirbelsäule zulässt.
> Bringe deine Hände unter die Schultern.
> Wenn deine Arme zu kurz sind, kannst du die Hände mit Blöcken erhöhen.

3. HÜFTGELENKE-TEST

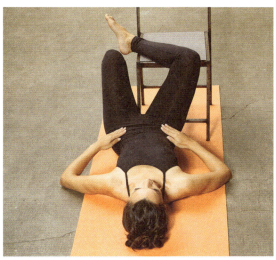

Lege einen Unterschenkel im 90-Grad-Winkel nach außen rotiert auf einen Stuhl.

4. SCHULTERGELENKE-TEST

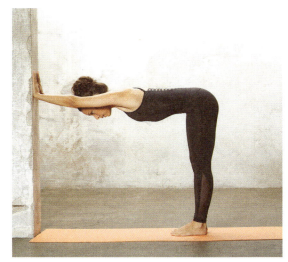

Stütze dich mit deinen Händen etwa auf einer Linie mit den Schultern an einer Wand ab.

Rotiere den Oberschenkel so weit nach außen, wie es für dich geht, ohne das Becken zu verschieben. Dieser Test ist wichtig, da es einen bei den vielen hüftöffnenden Übungen leicht frustrieren kann, wenn man auch bei regelmäßigem Üben keinen Fortschritt erkennt. Spürst du jedoch noch Dehnung in den Oberschenkelinnenseiten, dann heißt es fleißig weiterdehnen.
Teste danach die Innenrotation: Mache hierbei die Bewegung wie bei der Außenrotation, nur mit dem Fuß nach außen. Die Knie sind parallel. Die Dehnung sollte hauptsächlich im Po spürbar sein, um zu wissen, ob Schwierigkeiten an den Knochen und der Gelenkigkeit oder an mangelnder Beweglichkeit liegen.

So kannst du üben:
> Erhöhe dein Becken mit einem Block oder Kissen bei sitzenden Hüftöffnern.
> Achte bei stehenden Hüftöffner-Übungen auf die korrekte Ausrichtung des Knies zum Fuß.
> Achte darauf, dass dein Becken neutral steht.

Versuche, den Brustkorb weiter durch deine Arme in Richtung Boden zu schieben.

So kannst du üben:
> Verändere deine Position, indem du deine Arme bei Stützübungen in den Schultergelenken mehr nach innen oder außen rotierst.
> Öffne deine Arme mehr oder schließe sie.

5. PROPORTIONS-TEST

Setze dich in den Fersensitz. Deine Arme hängen entspannt am Körper.

So kannst du üben:
> Verwende Blöcke oder einen Gurt.
> Beuge deine Arme, damit die Schultern entspannt sind und nicht verkrampfen.
> Setze dich erhöht.

Nachdem du deinen Körper nun ein wenig näher kennengelernt hast, kannst du den Schwierigkeitsgrad der Übungen für dich besser einschätzen. Übe alle mit derselben Achtsamkeit.

MYTHOS MEDITATION

Yoga hat auch eine spirituelle, den Geist befreiende Ebene. Um sie zu erreichen, gibt es unterschiedliche Techniken. Eine davon ist die Meditation. Vielleicht assoziierst du gleich das Stillsitzen, am besten noch im Lotussitz. An nichts mehr denken beziehungsweise sich nur noch auf eine ganz bestimmte Sache konzentrieren. Das hört sich eigentlich gar nicht so schlecht an und viel leichter als irgendwelche anstrengenden Körperübungen.

EINFACH NICHTS DENKEN?

Was hält viele Leute dann aber davon ab zu meditieren? Die Vorstellung, für eine bestimmte Zeit alle unnötigen Gedanken auszuschalten, ist oft gar nicht so leicht, denn im Kopf kreist es ständig, und er ist im Dauereinsatz. Dabei geht es um ganz banale Dinge wie »Ist der Herd aus?« oder »Was koche ich heute?« oder Essenzielleres wie »Was denkt dieser oder jene von mir?«, »Werde ich geliebt oder (nur) gemocht?«, »Mache ich meinen Job gut?«, »Bin ich glücklich?«, »Will ich mit meinem Partner zusammenbleiben oder lieber gehen?«. Von all diesen umherschwirrenden Gedanken nehmen solche voller Angst, Sorgen und negativer Emotionen leider oft einen viel zu großen Raum ein. Damit der Geist zur Ruhe kommen kann und du so deine alltäglichen Belastungen besser bewältigen und Entscheidungen klarer treffen kannst, kann Meditation ein unentbehrliches Werkzeug für deinen Yoga-Alltag werden.

Mein Freund, der Affengeist

Mit Affengeist ist im Buddhismus das ununterbrochene Geplapper im Kopf gemeint. Ob du nun auf seine Meinung hörst oder nicht, ist ganz allein dir überlassen. Durch die Meditation freundest du dich mit dem Affengeist an. Ihm nur Bananen zu geben, reicht nicht aus. Der richtige Weg ist, ihn arbeiten zu lassen. Und das machst du zum Beispiel, indem du dir deine Atmung bewusst machst. Du fragst also deinen Affengeist, was er von dem Atem hält – er wird ihn gut finden. Dann beginnst du, bewusst ein- und auszuatmen. Vielen Gedanken werden im Hintergrund

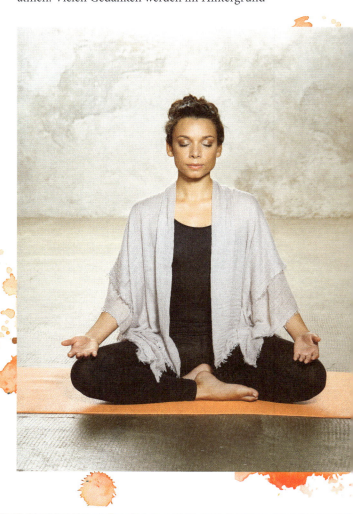

auftauchen. Das ist völlig in Ordnung so, kümmere dich nicht um sie. Solange du nicht vergisst, dich auf das Ein und Aus zu konzentrieren, ist alles okay. Und das ist ganz einfach.

DEN GEIST WEITEN

Auf den letzten Seiten haben wir Yoga hauptsächlich anhand seiner Körperübungen betrachtet. Beim konzentrierten, achtsamen Üben sind sie eine hervorragende Möglichkeit zum Gedanken-Loslassen und können Prozesse zur Selbsterkenntnis und zum Nach-innen-Schauen fördern. Doch es gibt für diese Zwecke noch viel mehr als reine Yogahaltungen. Vielleicht wirst du selbst nach einer Weile des Übens verspüren, dass du mehr möchtest. Dieses Bedürfnis kann schon nach kurzer Zeit eintreten oder aber erst nach ein paar Jahren oder auch nie, weil du auf der körperlichen Übungsebene alles gefunden hast, was du brauchst. Um die rein geistige Ebene auf stille Art zu erreichen, ist die Meditation das Instrument der Wahl.

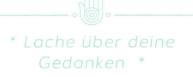

Lache über deine Gedanken

Meditation to go

Du kannst überall und jederzeit meditieren, innerhalb von Sekunden, während du die Straße entlanggehst, Kaffee trinkst oder in einem Meeting. Viele haben eine falsche Vorstellung von Meditation. Sie denken, sie bedeutet ausschließlich, an nichts mehr zu denken und sich zu konzentrieren. Das kann einen dann ganz schön überfordern. Denn oft kann man seine Gedanken und Emotionen gar nicht abschalten, auch wenn man es unbedingt will. Es geht auch einfacher:

MEDITATIONS-QUICKIE

Probiere es gleich aus – beobachte deine Atmung, nimm sie einfach nur wahr.
Das nächste Mal, wenn du in einer Kassenschlange wartest oder dir im Büro die Arbeit über den Kopf wächst, beobachte deinen Atem. Tue dies, ohne zu werten, zu urteilen oder zu erwarten. Schau einfach, was passiert. Je regelmäßiger du solche Momente nutzt, desto ruhiger wird dein Geist.

SPIRITUALITÄT UND YOGA

Was heißt eigentlich Spiritualität in diesem Zusammenhang überhaupt? Ist sie gleichzusetzen mit Esoterik? Und bedeutet es, dass alle, die in einer Yogastunde das »Om« tönen, das als Urlaut des Universums gilt, spirituell oder esoterisch angehaucht sind? Oder alle, die meditieren? Oder ist Spiritualität doch eher ein Grundgefühl, eine Denkweise, ein Weg, die Welt als Ganzes zu betrachten und sich dessen bewusst zu werden, dass alles, was in der eigenen kleinen Welt passiert, Auswirkungen auf etwas Größeres haben kann. Das Wort Spiritualität finden wir im lateinischen »spiritus«, was so viel heißt wie »Geist« oder »Hauch«, und im Altgriechischen finden wir es unter »spiro«, was so viel heißt wie »Ich atme«. Bedeutet das dann im Umkehrschluss, dass wir alle spirituell sind, weil wir atmen? Oder ist Spiritualität einfach ein Weg zu mehr Dankbarkeit, Zufriedenheit und Ruhe? Kann bereits ein Musikstück spirituell sein, weil es in einem diese Gefühle erweckt? Könnte das Wandern, Laufen, Skifahren oder Schwimmen auch spirituell sein, weil man sich mit den Elementen der Natur in dem Augenblick auf eine besondere Art verbunden fühlt? Ich glaube nicht, dass es darauf eine gültige Antwort gibt. Auch ein Mensch, der kein Yoga macht, kann spirituell sein.

YOGA MACHT GLÜCKLICH

Ego und Ehrgeiz haben im Yoga nichts verloren. Oft schiebt beim Yogaüben ein ehrgeiziges Ich, das nur schneller, höher und weiter möchte, dem echten Erfolg einen Riegel vor. Denn dann kann es passieren, dass Frustration aufkommt und du die Lust am Yoga verlierst oder dich verletzt. Bleibe deshalb im Rahmen deiner Möglichkeiten und körperlichen Voraussetzungen, finde deinen persönlichen Yoga und übe achtsam und stetig

DEIN YOGA-STIL

Wie du deinen persönlichen Zugang zum Yoga findest, ist dir völlig freigestellt. Du kannst Yoga ganz neutral und sachlich mit seinen Übungen betrachten, mit dem Ziel, den besten Nutzen für dich durch regelmäßiges Üben und eine korrekte Ausführung der Asanas und Flows herauszuziehen. Vielleicht ist es dir wichtig, Verspannungen zu lösen oder einen straffen und trainierten Körper zu bekommen. Du kannst aber Yoga auch als eine liberale Sportart betrachten, die Abwechslung in dein Bewegungsleben bringt. Oder dir ist der Aspekt des Yoga wichtig, der auch abseits der Matte stattfindet, indem du mithilfe seiner geistigen und seelischen Wertvorstellungen innere Haltungen und Dinge in deinem Leben zum Positiven verändern kannst. Das alles ist absolut dir überlassen. Es gibt keine einheitliche Regel oder Formel, die dir sagt, wie und wann du Yoga zu praktizieren hast. Yoga wirkt auf verschiedene Arten und vielen Ebenen. Hauptsache, du machst es zu deinem Yoga.

Vielleicht wirst du deinen absoluten Frieden in manchen dieser Körperübungen finden und nie das Bedürfnis haben, mehr daraus machen zu wollen. Vielleicht wirst du aber eines Tages das Verlangen haben, still auf einem Kissen zu sitzen und zu meditieren. Das, was du für dich aus Yoga ziehst, soll dich glücklich machen – ganz ohne Dogma und Ehrgeiz.

* Finde deinen Weg zum Glücklichsein *

ÜBEN MIT BUCH UND DVD

Durch regelmäßiges Yogaüben kannst du einen dauerhaften »Flow«-Zustand erreichen und die Lebensenergie wieder zum Fließen bringen. Eine innere Ruhe stellt sich ein, und du kannst wieder bewusster, achtsamer im Alltag handeln.

DIE BASIC-ASANAS

Damit du gleich loslegen kannst, habe ich im nächsten Kapitel eine Auswahl an klassischen Yogahaltungen Schritt für Schritt für dich erklärt und in verschiedene Haltungskategorien eingeteilt. Bei einzelnen Schritten findest du auch Übungsvarianten und andere Endpositionen, je nachdem, was dir besser liegt und was du ausprobieren möchtest. Außerdem findest du zahlreiche hilfreiche Hinweise, wie du die Übung nach deinem Wohlbefinden verändern kannst oder mit ihr deinen Körper besser verstehen lernst.

Übungen mit Tiefenwirkung

> Das Kapitel beginnt mit *Hüftöffnern* (ab Seite 18). Im Yoga finden wir viele von ihnen. Kein

Wunder, dass sie beim Üben oft im Zentrum stehen. Denn sie können angenehme wie auch unangenehme Emotionen zutage fördern. Sinnlichkeit, Beziehungsfähigkeit, Kreativität und Lebensfreude sind in den Hüften und im Becken verborgen.

> Gefolgt werden diese von den *Rückbeugen* (ab Seite 34), die den Rücken kräftigen und das Atemvolumen erweitern. Auf emotionaler Ebene können sie einen Weg zeigen, das Herz zu öffnen und dir und deiner Umwelt gegenüber bedingungslose Liebe zu empfinden.

> Danach wird es Zeit, die Sinne mit *Vorbeugen* zurückzuziehen (ab Seite 46), dich zu regenerieren, auf dich selbst zu besinnen und den Moment bewusst zu erleben: zum Beispiel dem eigenen Herzschlag zuzuhören oder eine intensive Dehnung zu spüren.

> Im Anschluss kannst du mit *Drehhaltungen* Blockaden in der Wirbelsäule lösen (ab Seite 58) und deinen Körper entgiften.

> Danach kannst du dich mit einer Runde *Stützhaltungen* (ab Seite 66) auspowern und den ganzen Körper von Kopf bis Fuß kräftigen.

> Und wenn mal wieder etwas im Leben schiefläuft, dann zeigen dir *Umkehrhaltungen* (ab Seite 72) die Welt aus einer anderen Perspektive und sorgen für geistige Ruhe.

MEINE FLOWS

Danach lade ich dich herzlich dazu ein, aus meinen kleinen Flows ab Seite 78 Energie zu schöpfen, zu mehr Gelassenheit zu finden oder einfach deine Rückenbeschwerden loszuwerden und deinen Körper zu straffen. Aber vor allem sollen sie dir als dein Ritual dienen, zu dem du immer wieder zurückkehren kannst. Auch wenn ich hier Vorschläge zur Atemtechnik mache, fühle dich frei, anders zu atmen, wenn es sich für dich harmonischer anfühlt. Es gibt kein richtiges oder falsches Atmen.

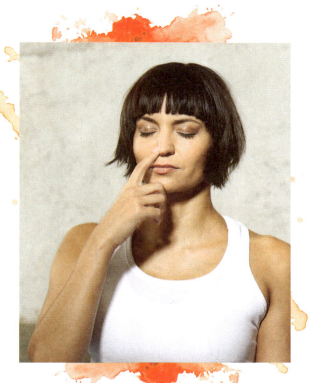

Die DVD

Auf der DVD üben wir dann gemeinsam vier verschiedene Programme, die für deinen Alltag sehr nützlich und erholsam sein können. Für geistige und körperliche Ruhe sorgt beispielsweise mein *Slow Flow.* Beschwerdefrei wirst du mit einem *Schulter-Nacken-Flow.* Eine kleine Entgiftungskur gibt es mit meinem *Detox-Flow,* und für die müden Momente im Alltag bringt dich der *Energy-Flow* ganz schnell wieder auf Trab.

ALLES, WAS DU BRAUCHST

So, und bevor es nun losgeht, lege dir folgendes nützliches Equipment bereit:
- eine zusammengefaltete Decke oder ein schmales Kissen
- zwei Blöcke (alternativ: Kaffeepäckchen)

Und jetzt heiße ich dich herzlich willkommen zu Yoga (und deinem neuen Lieblingslied) und wünsche dir viel Spaß!

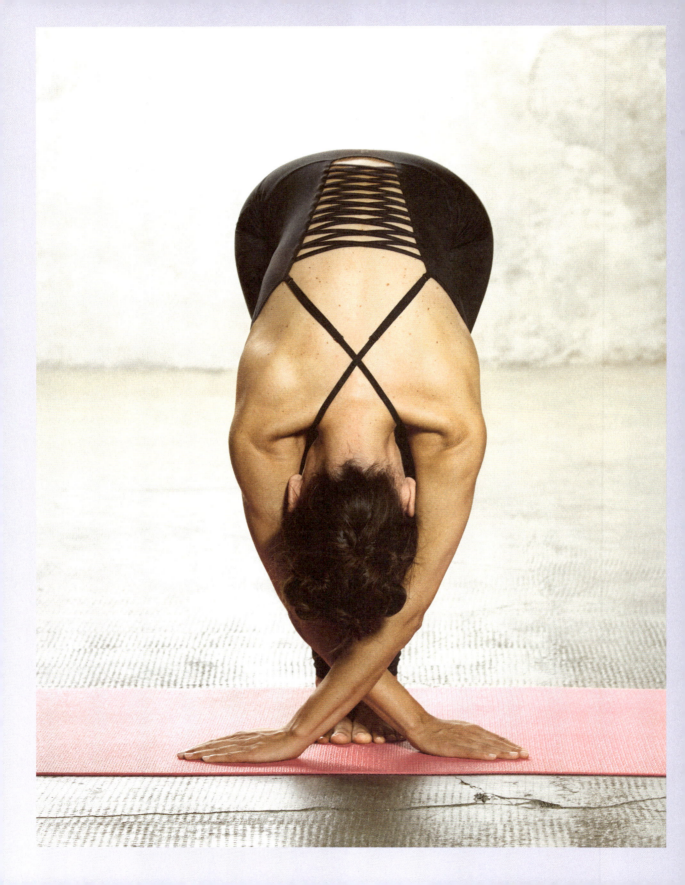

ASANAS

Tauche ein in die Welt des Yoga, lasse dich von den einzelnen Basic-Übungen inspirieren und lege so die Grundsteine für deine Yogastunde zu Hause.

BABYSCHAUKEL
Hindolasana

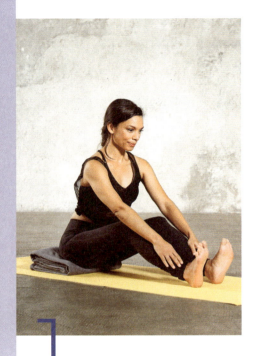

1

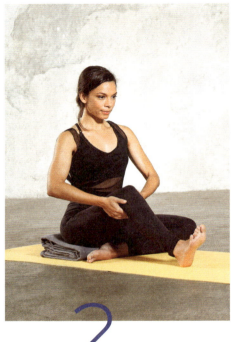

2

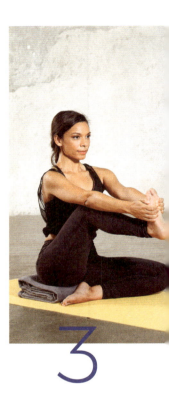

3

(1) Setze dich auf einer zusammengelegten Decke an den Mattenrand. Stelle deine Beine etwas an und ziehe die Zehenspitzen zu dir. Beuge dich gerade und ein wenig nach vorn, lege die Hände auf den Schienbeinen ab.

(2) Winkle das linke Bein an und lege es entspannt seitlich ab. Umfasse die rechte Kniekehle und ziehe das Bein zum Körper. Dein Oberkörper bleibt nach vorn geneigt.

(3) Hebe nun das rechte Bein an und umfasse den rechten Fuß oder das Fußgelenk. Komme gleichzeitig mit deinem Oberkörper in eine aufrechte Position. Deine Sitzhöcker sind fest im Boden verankert.

ASANAS HÜFTÖFFNER

Wiege dich in Sicherheit und Geborgenheit. Hindolasana wirkt beruhigend und entspannend. Lasse jeglichen Stress abgleiten und komme im Moment der Ruhe an.

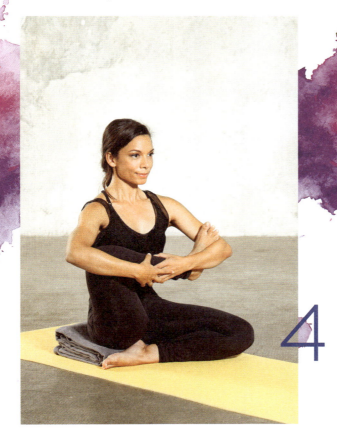

4

(4) Drehe nun dein rechtes Bein im Hüftgelenk nach außen und bringe deinen Unterschenkel in Richtung deines Oberkörpers. Hebe deinen Unterschenkel, wenn möglich, so weit an, bis er fast auf einer Linie mit deinem Knie ist.

Umarme deinen rechten Unterschenkel, indem du den rechten Arm um das Knie schlingst und den Fuß in die linke Armbeuge legst. Versuche, auf einen aufrechten Sitz zu achten.

Halte die Position für sechs bis zehn Atemzüge. Wechsle zur anderen Seite.

DEIN YOGA:

Hindolasana dehnt die Gesäßmuskulatur und verbessert deine Außenrotation. Wenn diese im Hüftgelenk nicht ganz so ausgeprägt oder deine Pomuskulatur noch nicht so gedehnt ist, kannst du das Bein vielleicht noch nicht so hoch anheben: Lasse es dann ruhig weiter unten.

KRIEGER 2
Virabhadrasana 2

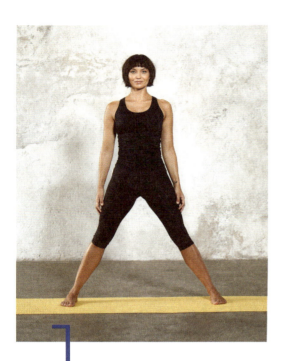

1

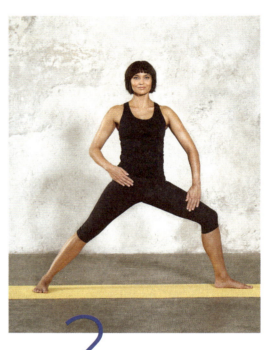

2

(1) Stelle dich aufrecht in eine weite Grätsche und öffne deine Beine dabei um eine Beinlänge. Beide Knie sind durchgestreckt, und die Zehen zeigen gerade nach vorn. Die Arme hängen entspannt seitlich am Körper.

(2) Drehe das linke Bein im Hüftgelenk nach außen und beuge es an. Das Knie steht dabei über der Ferse. Das rechte Bein bleibt gestreckt. Presse die Fußaußenkanten aktiv in den Boden, sodass sich beide Fußgewölbe leicht vom Boden abheben.

Achtung: Zehen lang und entspannt lassen.
Lege deine rechte Hand am Beckenknochen und deine linke an der Oberschenkelinnenseite an.

Du kannst dein vorderes Bein auch um 30 Grad nach innen drehen. So ist dein rechtes Knie besser geschützt.

Breite die Arme aus! Schließe Frieden mit der Vergangenheit, blicke positiv in die Zukunft und bleibe mit deinen Gedanken im Hier und Jetzt.

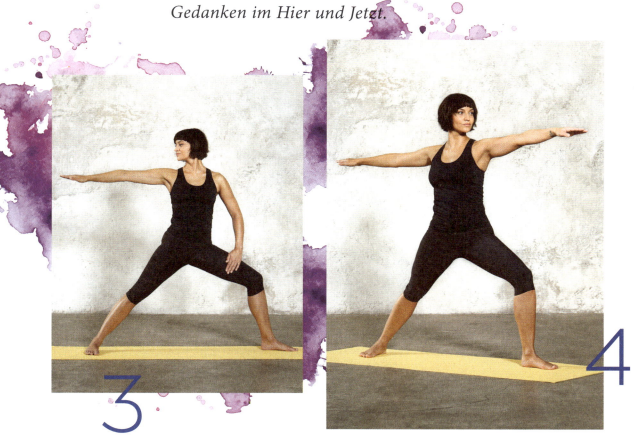

(3) Hebe nun den rechten Arm auf Schulterhöhe an und kontrolliere die Position des Arms, indem du deinen Kopf zu ihm drehst.

(4) Drehe deinen Kopf nach links und wirf noch einen Blick auf dein linkes Knie, bevor du deinen linken Arm auf Schulterhöhe bringst. Ein imaginärer Faden am Hinterkopf zieht den Nacken lang.

Verweile hier für sechs bis zehn Atemzüge, bevor du die Seite wechselst.

DEIN YOGA:

Wenn beim Ausdrehen und Beugen das linke Knie nach innen fällt, dann achte darauf, dass es in der Position über der Ferse bleibt, und drehe das rechte Bein um 30 Grad nach innen.

FRIEDVOLLER KRIEGER

Viparita Virabhadrasana

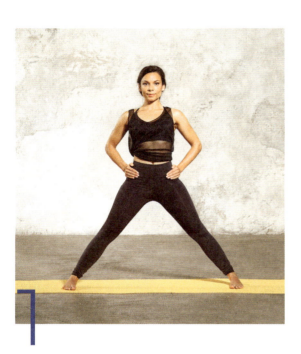

1

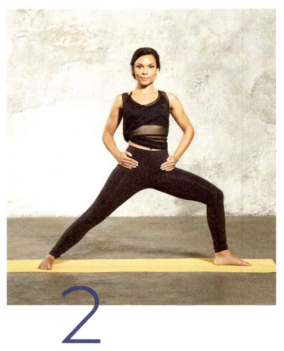

2

(1) Stehe aufrecht in einer weiten Grätsche und öffne deine Beine dazu um eine Beinlänge. Beide Knie sind durchgestreckt, und die Zehen zeigen gerade nach vorn. Lege deine Hände an die Beckenknochen und richte den Oberkörper entspannt auf, mit dem Kopf in der Verlängerung.

(2) Drehe dein linkes Bein nach außen und beuge es so weit, bis das Knie über dem Fußgelenk steht. Ziehe die rechte Kniescheibe nach oben, drücke die rechte Fußaußenkante in den Boden und lasse die Zehen lang. So spannt sich dein Oberschenkel an. Oberkörper und Becken bilden eine gerade Linie.

ASANAS HÜFTÖFFNER

Ein Krieger aus yogischer Sicht ist stark und sanftmütig zugleich. Stark nicht unbedingt im körperlichen Sinne, sondern vielmehr in der Liebe zu dem, was er tut.

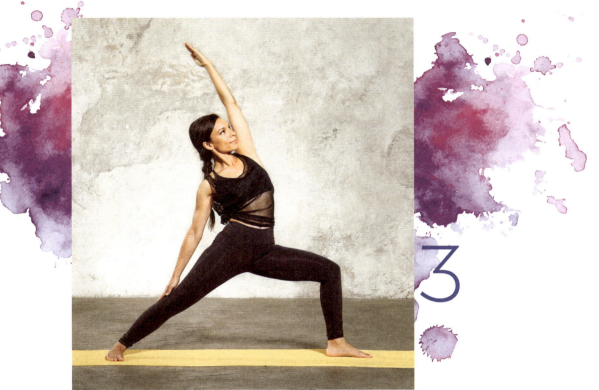

3

(3) Beuge dein linkes Bein etwas mehr. Öffne das rechte eventuell weiter in die Grätsche. Neige den Oberkörper nach rechts. Lege die rechte Hand mit dem ausgestreckten Arm auf das rechte Bein oder am Kreuzbein an. Strecke den linken Arm nach oben aus und bilde mit dem Oberkörper und dem Kopf einen Bogen.

Achtung: Achte darauf, dass du nicht zu stark in ein Hohlkreuz ausweichst. Versuche, das Schambein nach oben einzurollen. Halte dein Knie in Position.

Genieße die Position sechs bis zehn Atemzüge lang. Wechsle dann auf die rechte Seite.

DEIN YOGA:

Umfasse mit der rechten Hand das linke Handgelenk und ziehe den Arm lang. Diese Variante verbessert die Atmung und sorgt sogar noch für eine schlanke Taille. Um ein Gespür für die richtige Ausrichtung im Becken, Rücken und gebeugten Bein zu bekommen, übe an einer Wand.

SEITLICHER WINKEL

Parshvakonasana

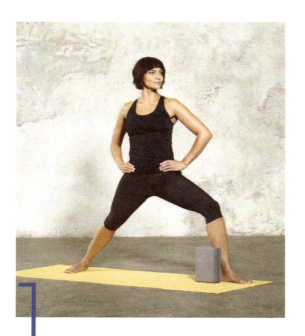

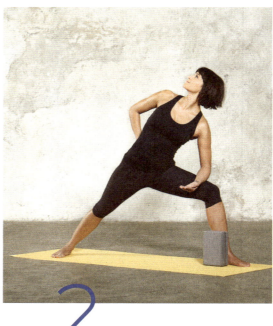

(1) Stelle einen Yogablock oder ein Päckchen Kaffee hochkant auf. Öffne deine Beine zu einer weiten Grätsche. Rotiere dein linkes Bein nach außen und beuge es. Dein rechtes Bein bleibt gestreckt und neutral. Lege deine Hände an deine Beckenknochen an. Drehe den Kopf nach links.

(2) Neige den Oberkörper zum linken Bein und stütze dich mit dem Unterarm auf dem Oberschenkel ab. Lege den rechten Arm um den Rücken und drehe Brustkorb und Kopf leicht nach rechts und oben. Drücke den Unterarm so auf den Oberschenkel, dass du den Rumpf weiter anheben kannst.

Dieser Schritt ist eine Alternative zur Endposition.

Raum für den Atem schaffend, stimmungsaufhellend und stärkend sind nur ein paar der Eigenschaften, die diese beliebte Yogahaltung mit sich bringt. Genieße sie.

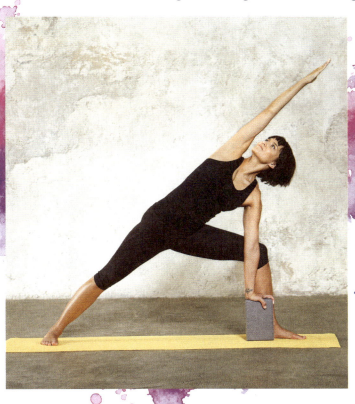

3

(3) Lege deine linke Hand auf den Block und strecke den rechten Arm in Verlängerung zum Bein und Oberkörper in Richtung Kopf aus. Spüre die Länge von der rechten Fußaußenkante bis zu den rechten Fingerspitzen. Auch wenn durch die Position des Oberkörpers und des linken Beins mehr Gewicht auf der linken Seite ruht, versuche dennoch, beide Beine gleichmäßig aktiv zu halten. Drücke mit dem linken Arm das linke Knie nach außen, um zu vermeiden, dass es nach innen fällt.

Halte vier bis acht Atemzüge lang. Wiederhole die Haltung auf der rechten Seite.

DEIN YOGA:

Manchmal kann es passieren, dass der Nacken in dieser Kopfposition verkrampft. In dem Fall kannst du:
> den Kopf zum Boden drehen,
> geradeaus schauen,
> das Kinn zum Brustbein ziehen
> oder einfach den Kopf hin und her bewegen, aber nicht komplett kreisen.

DREIECK

Trikonasana

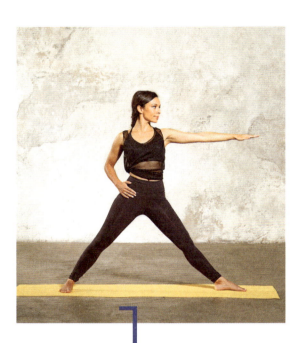

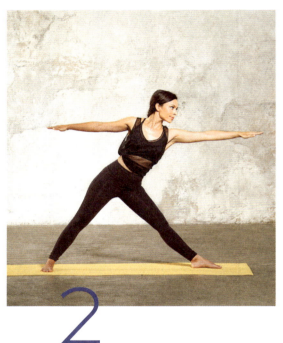

(1) Gehe aufrecht in eine weite Grätsche. Rotiere das linke Bein nach außen mit den Zehen zum vorderen Mattenrand. Dein rechtes Bein ist nach vorn ausgerichtet oder um etwa 30 Grad nach innen gedreht. Lege die rechte Hand am Becken an. Hebe den linken Arm gestreckt bis auf Schulterhöhe an und wende den Kopf nach links. Die Beine sind fest.

(2) Hebe den rechten Arm bis auf Schulterhöhe an. Schiebe deine Hüfte nach rechts, sodass du links etwas einknickst. Stelle dir vor, jemand zieht dich am linken Arm.

Bringe ein wenig Dynamik in die Bewegung, indem du den Oberkörper aufrichtest und dann wieder nach vorn ziehst.

Das Dreieck verkörpert die Einheit von Körper, Geist und Seele. Es verleiht Standfestigkeit und macht die Verbindung von der Körperhülle zur inneren Welt erfahrbar.

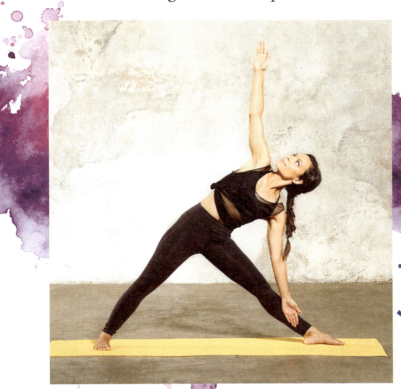

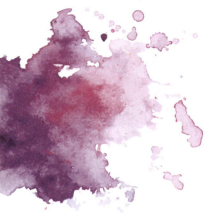

(3) Senke deinen Oberkörper langsam nach links. Spüre auf dem Weg nach unten in dich hinein, ab wann du den Oberkörper nicht mehr gut nach oben hin aufdrehen kannst. Lege deine linke Hand am linken Bein ab.

Platziere die Hand ober- oder unterhalb des Knies oder – wie im Bild – tiefer am Bein. Die Handfläche zeigt in diesem Fall nach vorn.

Bleibe hier vier bis sechs Atemzüge lang. Spanne Beckenboden und Bauch etwas an, bevor du den Oberkörper aufrichtest. Wechsle zur anderen Seite.

DEIN YOGA:

Um ein Gefühl für die Ausrichtung zu bekommen und zu vermeiden, dass dein Po in der Endposition nach hinten ausweicht, kannst du Trikonasana auch mit dem Rücken gegen eine Wand üben.

SHIVAS TANZ
Tandavanasana

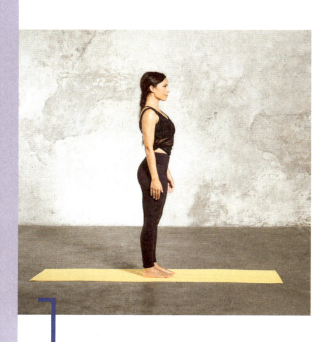

1

2

(1) Finde einen stabilen, aufrechten Stand. Erde bewusst deine Fußsohlen. Deine Arme hängen seitlich und entspannt am Körper.

(2) Verwurzle ganz bewusst deinen rechten Fuß im Boden. Hebe dein linkes Knie auf Hüfthöhe an und ziehe die Zehenspitzen an. Behalte die Aufrichtung im Oberkörper bei.

(3) Beuge nun das rechte Bein und neige deinen Oberkörper leicht nach vorn. Dein rechtes Knie zeigt gerade nach vorn zu den Zehen.

Der Gott Shiva gilt in der indischen Mythologie als Zerstörer und Heilbringer. Tanzend zerstörte er das Universum und die Unwissenheit und erschuf die Welt neu.

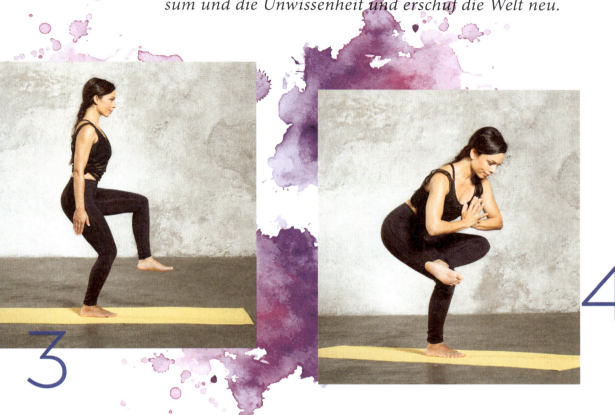

(4) Lege dein linkes Fußgelenk auf deinem rechten Oberschenkel ab. Beuge dich weiter nach vorn und schiebe den Po nach hinten. Dein Rücken ist gerade und der Kopf aufrecht in der Verlängerung.

Achte darauf, dass dein rechtes Knie nicht nach innen fällt.

Versuche dein linkes Knie in Richtung Boden zu schieben, ohne die Haltung im Becken zu verändern. Lege deine Hände aneinander, halte die Ellbogen etwas unter deinen Schultern. Ziehe die Schulterblätter leicht zusammen.

Fixiere mit den Augen einen Punkt am Boden, um das Gleichgewicht besser zu halten. Konzentriere dich auf deine Atmung und halte die Position vier bis sechs Atemzüge lang.

BAUM

Vrkshasana

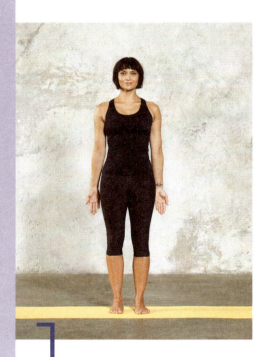

1

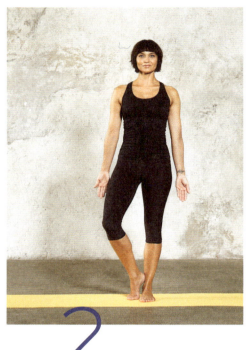

2

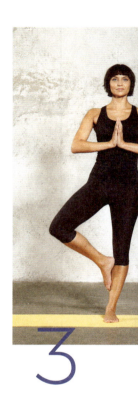

3

(1) Stehe aufrecht mit hüftweit geöffneten Beinen. Deine Arme sind nach unten ausgestreckt, die Handflächen zeigen nach vorn.

(2) Verlagere dein Gewicht auf das linke Bein und lege die rechte Ferse an den linken Unterschenkel. Dein rechtes Bein ist im Hüftgelenk nach außen gedreht, das Knie zeigt nach außen.

(3) Lege deine rechte Fußsohle innen an den linken Unterschenkel. Drücke die Sohle sanft gegen das Bein und dieses gegen die Fußsohle. Lege deine Handflächen zusammen, die Ellbogen sind in Höhe der Handgelenke.

Der Baum gehört zu den klassischen Gleichgewichtshaltungen, die dich erden. Er fördert dein Konzentrationsvermögen und unterstützt dich in deiner Selbstakzeptanz.

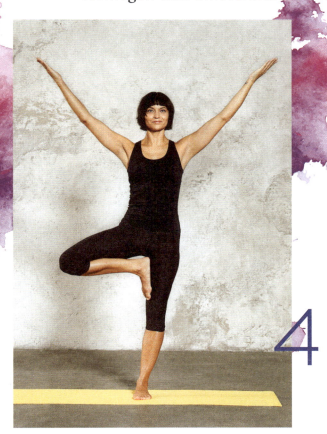

(4) Greife mit der rechten Hand das rechte Fußgelenk, lege die Fußsohle innen an den linken Oberschenkel an und drücke die Sohle sanft dagegen. Aktiviere deine Oberschenkelinnenmuskeln, um möglichst aufrecht zu stehen. Ziehe die linke Kniescheibe zum Becken und strecke die Arme nach oben aus.

Verweile vier bis acht Atemzüge lang. Wiederhole mit dem linken Bein.

Je nach Hüftgelenkstellung kann es sein, dass die Beckenposition bei Schritt 4 in eine leichte Schieflage gerät. Richte die Höhe des Fußes so aus, dass die Hüftknochen in etwa gleich hoch sind.

DEIN YOGA:

Jeder einzelne Schritt dieser Übung kann schon deine Endposition sein. An manchen Tagen wird dir Schritt 2 reichen und an anderen Tagen die Schritte 3 oder 4. Lasse dein Herz entscheiden, welche Variante am besten zu dir passt, und nicht dein Ego.

HOCKE
Malasana

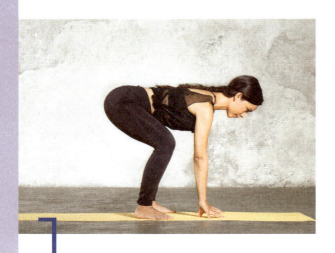

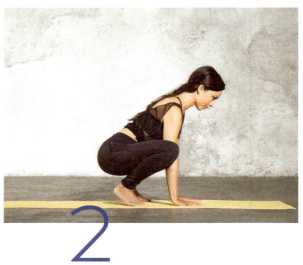

(1) Öffne die Beine schulterweit, gehe in die Knie und drehe sie nach außen. Der Oberkörper ist nach vorn gebeugt, der Rücken gerade, mit dem Kopf in der Verlängerung. Setze die Fingerspitzen vor dir am Boden auf. Spüre in die Position hinein.

(2) Beuge die Beine langsam und hebe dabei die Fersen vom Boden ab. Verlagere dein Gewicht nach vorn und bringe die Fingerspitzen zum Boden oder lege die Hände flach auf. Dein Rücken bleibt gerade mit dem Kopf in der Verlängerung. Ziehe deine Schultern nach unten.

Die Hocke liebt man oder man hasst sie. Doch zum Glück gibt es sie in vielen Variationen. Malasana belebt den Beckenraum und wirkt bei Rückenschmerzen Wunder.

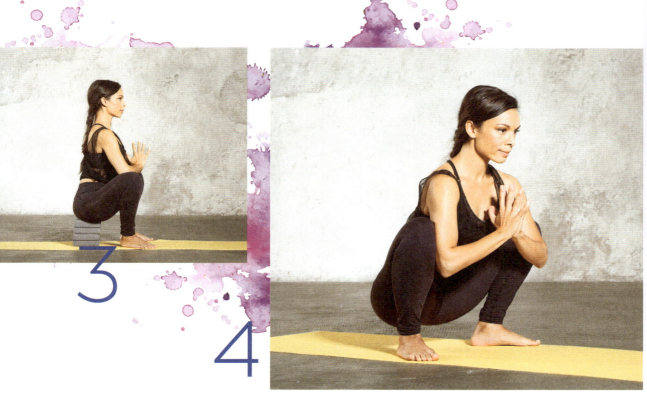

(3) Wähle die etwas bequemere und knieschonende Variante, indem du dich aufrecht auf einen Yogablock oder einen Stapel Bücher setzt. Lege deine Handflächen aneinander und drücke deine Knie mit den Ellbogen auseinander.

Dieser Schritt könnte auch schon deine persönliche Endposition sein.

(4) Ziehe die Blöcke unter dir heraus und hänge dein Becken nach unten aus. Deine Fersen liegen am Boden auf. Die Handflächen drücken weiterhin leicht aneinander.

Erhöhe bei den ersten Malen gerne deine Fersen mit einer zusammengerollten Decke, damit sich Fußgelenke und Achillessehnen langsam an diese Position gewöhnen.

Genieße dieses Aushängen des unteren Rückens sechs bis zehn Atemzüge lang. Löse über Schritt 2 und anschließend Schritt 1 auf.

KOBRA
Bhujangasana

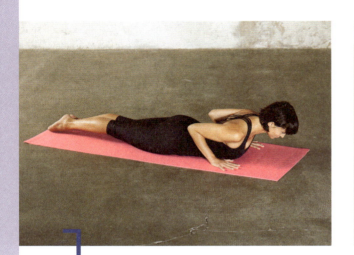

1

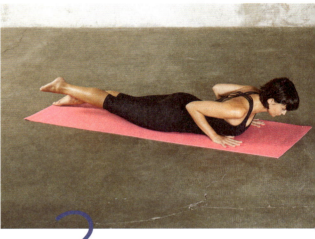

2

(1) Lege dich auf den Bauch und strecke entspannt die Beine aus. Platziere deine Hände unterhalb der Schultern oder in Höhe des Brustkorbs. Ziehe die Ellbogen eng an den Körper heran. Dein Gesicht schwebt (mit Blick nach unten) über der Matte.

(2) Drücke die Hände sanft in die Matte und ziehe den Brustkorb etwas nach oben. Hebe deine Beine nacheinander an und ziehe sie lang. Lege sie dann wieder am Boden ab.
Achtung: In der Bauchlage neigt man gerne dazu, die Luft anzuhalten. Achte hier also besonders auf deine Atmung: Atme seitlich in den Brustkorb ein und aus.

ASANAS RÜCKBEUGEN

Kaum ein Tier wird so sehr mit Heilkunst, Weisheit und Magie verbunden wie die Schlange. Sie ist anmutig, verführerisch und geheimnisvoll.

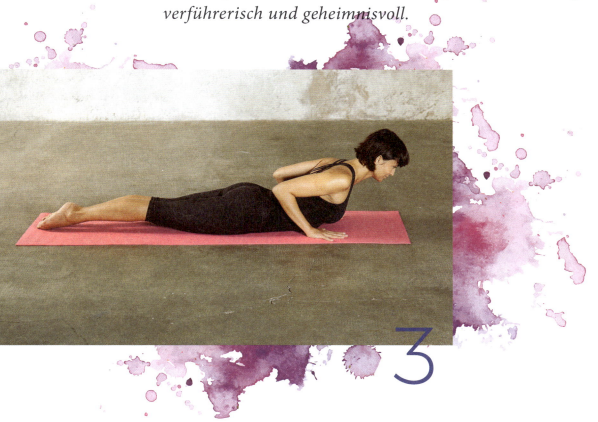

3

(3) Schließe deine Beine eng zusammen oder lasse sie leicht geöffnet, Zehen und Fußrücken liegen flach auf dem Boden. Strecke die Beine aus, sodass die Knieschieben über dem Boden schweben. Rolle dein Becken ein und drücke das Schambein in die Matte. So bekommst du mehr Länge in der Lendenwirbelsäule und vermeidest ein zu starkes Hohlkreuz.

Hebe den Brustkorb noch mehr an, aber nur so weit, wie du es aus der Kraft des Rückens heraus schaffst. Ziehe die Ellbogen in Richtung Po. Halte den Kopf in Verlängerung des Rückens und lasse den Blick zum Boden wandern.

Halte vier bis sechs Atemzüge lang. Genieße im Anschluss die Kindeshaltung von Seite 46.

HEUSCHRECKE

Shalabasana

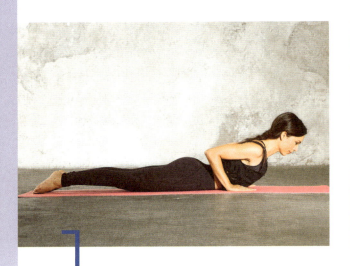

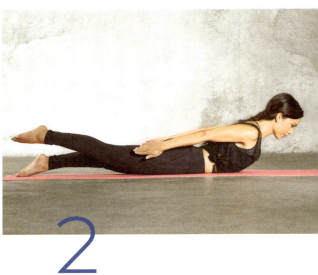

(1) Lege dich auf den Bauch und strecke deine Beine aus, deine Hände befinden sich auf dem Boden neben deinen Rippen, die Arme sind eng am Körper. Hebe den Brustkorb an. Halte den Kopf in Verlängerung des Rückens, dein Blick ist nach unten gerichtet.

(2) Löse ein Bein vom Boden. Presse den Fußrücken des anderen Beins in die Matte. Strecke deine Arme seitlich am Körper aus, die Handflächen zeigen nach innen.

Dieser Schritt könnte schon deine Endvariante von Shalabhasana sein. Wenn du diese Variante wählst, vergiss nicht, zum anderen Bein zu wechseln.

Eine aktivierende Haltung, die Weite im Brustraum schafft und Körper und Geist belebt. Und eine der besten Übungen, um Rücken und Po zu kräftigen.

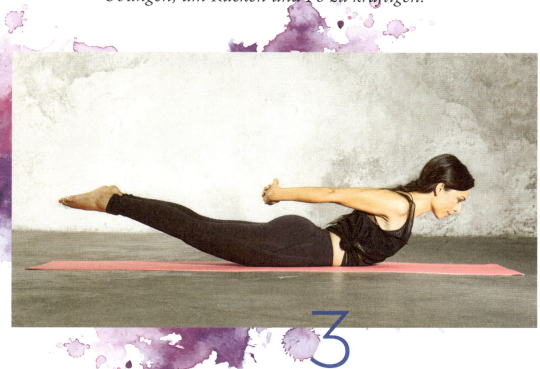

(3) Hebe beide Beine hoch und spanne sie an, strecke die Zehen. Verschränke die Finger ineinander. Ziehe die Schulterblätter leicht zusammen und nach unten zum Po hin. Hebe den Brustkorb noch stärker an. Rolle das Becken ein, drücke dein Schambein in den Boden und verlängere so die Lendenwirbelsäule.

Bleibe für vier bis sechs Atemzüge in der Position.

DEIN YOGA:

Behalte die Armposition von Schritt 2 bei, wenn du den Brustkorb nicht weiten kannst. Es könnte an Folgendem liegen:
> Deine Arme sind zu kurz,
> die Stellung deiner Schultergelenke lässt es nicht zu,
> du bist noch nicht genug in der Brust- und Schultermuskulatur gedehnt.

KAMEL

Ushtrasana

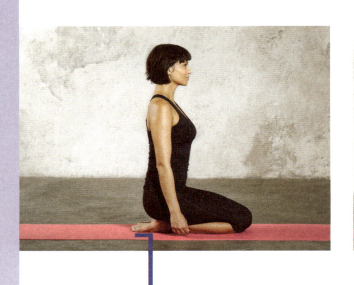

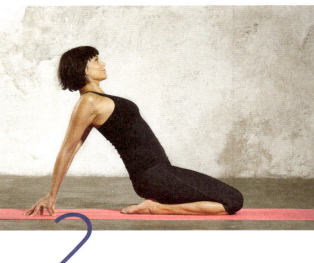

(1) Setze dich aufrecht in den Fersensitz. Lasse deine Arme entspannt am Körper hängen. Richte deine Wirbelsäule auf.

(2) Kreise deine Arme nacheinander nach hinten, lehne dich mit dem Oberkörper zurück und stütze dich mit den Fingerspitzen oder der flachen Hand ab. Dehne deinen Brustkorb nach vorn auf.

Diese Haltung öffnet den Brustraum und sorgt dadurch für mehr Sauerstoffzufuhr. Außerdem bringt sie Schwung in das Lymph- und Blutkreislaufsystem.

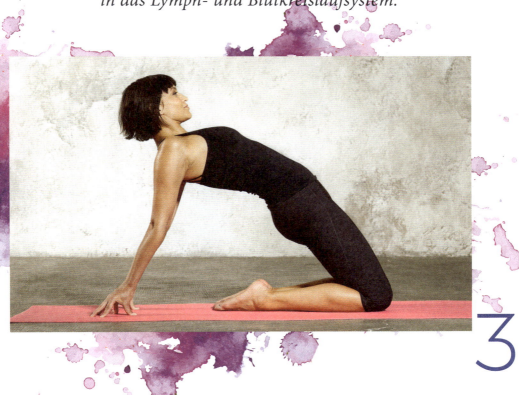

3

(3) Hebe dein Becken an und schiebe es nach vorn. Die Füße bleiben flach auf dem Boden liegen. Dehne deinen Brustkorb weit nach vorn und oben auf. Dein Kopf ist leicht nach vorn geneigt, der Blick wandert etwas nach oben. Verweile sechs bis acht Atemzüge lang.

Entspanne dich anschließend in der Kindeshaltung (Balasana) von Seite 46.

DEIN YOGA:

Alternative Kopfpositionen für Schritt 3:
> Lege den Kopf in den Nacken. (Nicht bei Problemen mit der Halswirbelsäule!)
> Ziehe dein Kinn zum Brustbein und neige den Kopf nach vorn.

TAUBE
Kapotasana

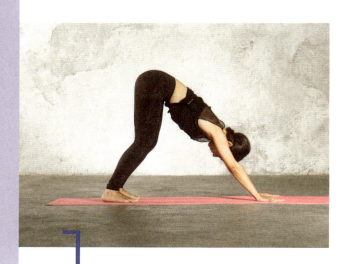

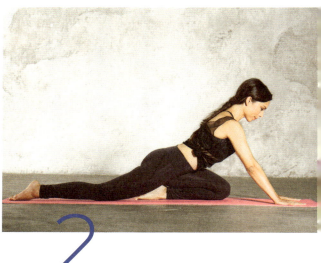

(1) Komme in den Vierfüßlerstand. Löse die Knie vom Boden und drücke dich nach hinten und oben. Deine Beine sind leicht gebeugt, der Rücken gerade, deine Sitzbeinhöcker zeigen nach oben.

(2) Schwinge dein linkes Bein nach vorn und setze dich auf die linke Ferse. Strecke das rechte Bein nach hinten aus. Beuge den Oberkörper nach vorn, mit dem Kopf in Verlängerung des Rückens. Die Arme sind vor dir ausgestreckt, die Hände flach auf dem Boden.

Eine Haltung, die Kraft und Leichtigkeit vermittelt, den Geist wach macht, die kindliche Neugier anregt und die Körpermitte ausbalanciert.

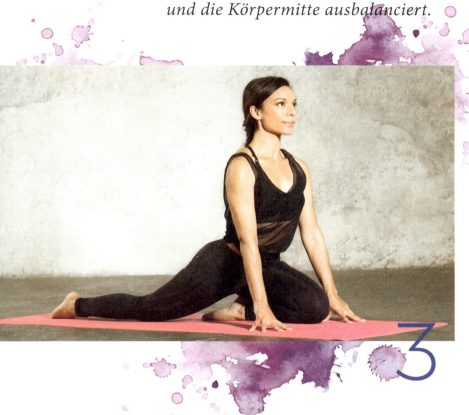

(3) Setze die Fingerspitzen vor dir auf und richte den Oberkörper weiter auf. Ziehe die Schultern nach unten und dehne das Brustbein nach oben. Dein Blick wandert nach oben. Halte für vier bis sechs Atemzüge. Schwinge das Bein zurück, halte für vier Atemzüge und bringe das rechte Bein nach vorn.

Wiederhole den Bewegungsablauf zu dieser Seite.

DEIN YOGA:

Lust auf ein bisschen mehr?
> Dann stütze dich nur mit einer Hand am Boden ab, egal ob mit der rechten oder linken.
> Beuge das rechte Bein und umgreife den rechten Fuß.

TIEFER AUSFALLSCHRITT
Anjaneyasana

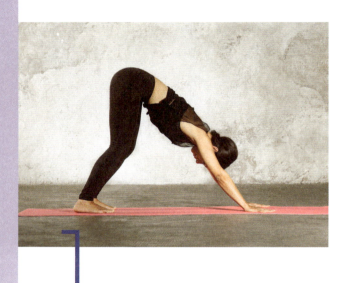

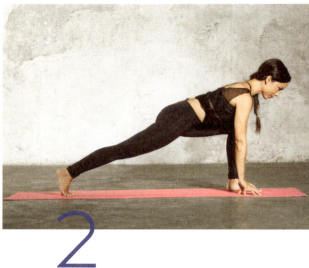

(1) Gehe in den Vierfüßlerstand, die Zehen sind angestellt. Hebe deine Knie vom Boden ab und verlagere dein Körpergewicht nach hinten oben. Beuge ein wenig deine Beine und strecke deine Sitzbeinhöcker zur Decke. Dein Rücken ist gerade, mit dem Kopf in der Verlängerung.

(2) Schwinge das rechte Bein mit einem großen Schritt nach vorn zwischen die Hände. Das linke Knie steht über dem Fußgelenk, das rechte Bein ist lang nach hinten ausgestreckt. Stütze dich mit den Fingerspitzen auf dem Boden ab und halte deinen Rücken und Kopf in einer Linie.

Falls du das linke Bein nicht mit einem Schwung so weit nach vorn bringen kannst, kannst du den restlichen Weg mit den Zehen zu den Händen nach vorn krabbeln. Übrigens: Wenn du die linke Hand beim Schwingen kurz anhebst, kommt das Bein leichter und weiter nach vorn.

Anjaneya oder Hanuman heißt der mit übermenschlichen Kräften ausgestattete indische Affengott, der von Indien nach Sri Lanka springen konnte.

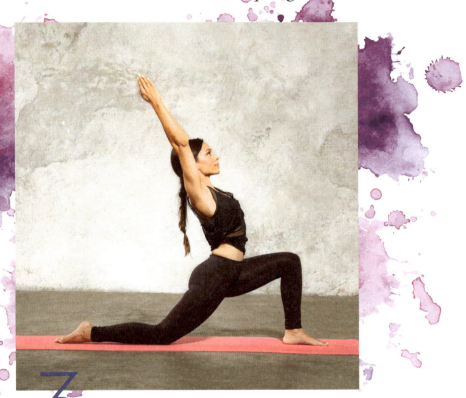

(3) Lege das rechte Knie und die Zehen am Boden ab und vertiefe den Ausfallschritt. Rolle den Oberkörper nach oben und strecke Arme und Finger aus, die Handflächen zeigen zueinander. Halte das linke Knie über dem Fuß. Beuge dich nach hinten, sodass Kopf und Rücken einen Bogen bilden, der Brustkorb ist aufgedehnt.

Achtung: Beuge dich nur so weit nach hinten, wie es deine Wirbelsäule und dein Rücken zulassen.

Genieße vier bis sechs Atemzüge lang und wechsle die Seite.

KRIEGER 1
Virabhadrasana 1

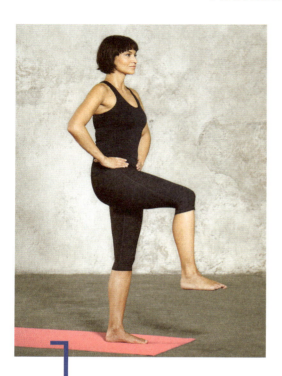

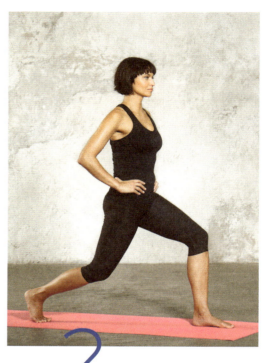

(1) Stelle dich in einen aufrechten Stand. Lege deine Hände an deine Beckenknochen. Hebe das rechte Bein an, bis sich dein Knie etwa auf Hüfthöhe befindet. Ziehe die Zehen an und flexe den Fuß.

(2) Schwinge das rechte Bein nach hinten. Stelle deine rechten Zehen am Boden auf. Beuge beide Beine. Das linke Knie steht über dem Fußgelenk, das rechte Knie zeigt zum Boden. Dein Oberkörper ist jetzt aufgerichtet, der Rücken gerade. Ziehe deine Schultern ganz entspannt nach hinten und unten.

Auch wenn man nach einem gewaltfreien Leben strebt, kann einem der Krieger dabei helfen, innere Konflikte und das eigene übermächtige Ego zu bekämpfen.

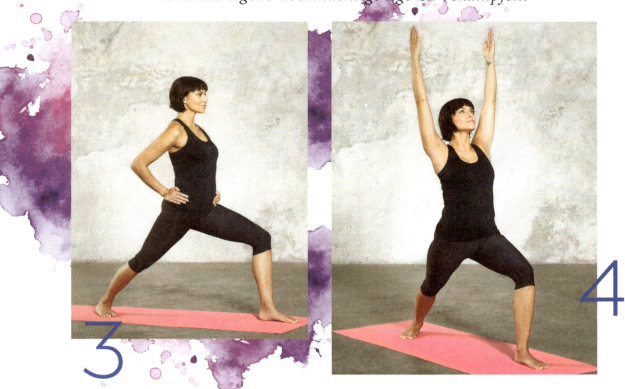

(3) Strecke langsam das rechte Bein aus und drehe die rechte Ferse nach innen. Lege den rechten Fuß flach am Boden ab. Gib die rechte Hand flach auf den unteren Rücken, die linke bleibt vorn am Beckenknochen. Schiebe mit der rechten Hand die rechte Hüfte aktiv nach vorn und ziehe mit der linken Hand die linke nach hinten zurück, bis beide Hüftknochen auf einer Linie sind.

(4) Beuge das linke Bein etwas mehr. Strecke deine Arme nach oben aus und neige den Oberkörper nach hinten, dehne deinen Brustkorb nach vorn. Hebe deinen Kopf nach oben und lasse deinen Blick zur Decke wandern.

Stehe stark und selbstbewusst für vier bis acht Atemzüge. Wechsle dann zur anderen Seite.

DEIN YOGA:

> Wenn die Beckenknochen nicht auf eine Linie kommen, drehe dein hinteres Bein etwas mehr nach innen.
> Wenn die hintere Ferse nicht am Boden bleibt, sind die Wadenmuskeln eventuell verkürzt. Fleißig weiter dehnen!

KIND
Balasana

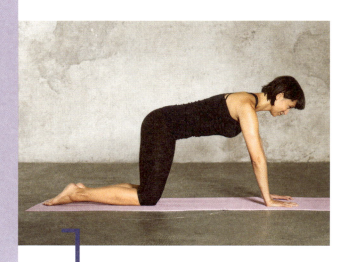

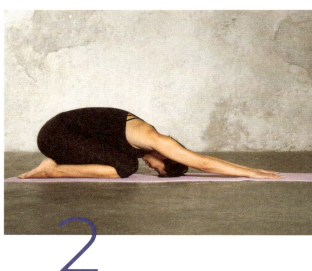

(1) Komme in den Vierfüßlerstand. Deine Knie sind hinter den Hüftgelenken platziert, deine Hände befinden sich vor deinen Schultergelenken. Der Rücken ist gerade ausgerichtet, mit dem Kopf in Verlängerung. Ziehe deine Schulterblätter in Richtung Po.

(2) Verlagere dein Gewicht nach hinten und setze dich auf deine Fersen. Lege deinen Bauch auf deinen Oberschenkeln und deine Stirn auf dem Boden ab. Strecke deine Arme gerade nach vorn aus.

ASANAS VORBEUGEN

Durch das Gefühl eines schützenden Kokons und der Schwerelosigkeit eines Babys im Mutterleib hilft diese Haltung, loszulassen und zu dir selbst zu kommen.

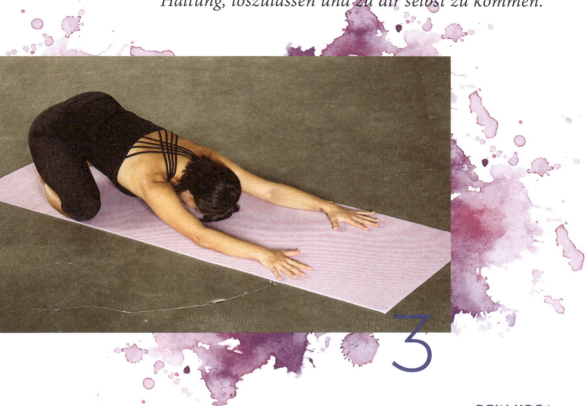

3

(3) Alternativ kannst du deine Knie öffnen, sodass dein Bauch zwischen den Oberschenkeln liegt. Führe deine Zehen zueinander. Deine Arme bleiben nach vorn ausgestreckt.

Verweile in der Position so lange, wie du Lust hast.

DEIN YOGA:

Hier sind noch ein paar Variationen für dich:
> Öffne deine Arme nach außen zu einem »V«.
> Stütze deine Stirn auf deine aufeinandergelegten Fäuste.
> Lege deine Arme seitlich am Körper ab.
> Drehe deinen Kopf und lege dich auf ein Ohr.

KOPF-KNIE-HALTUNG

Janu Shirshasana

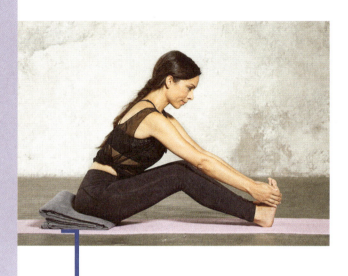

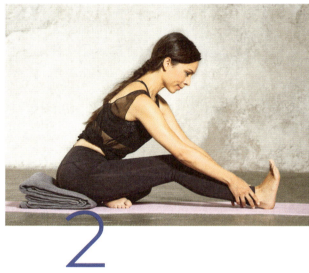

(1) Setze dich an den vorderen Rand einer zusammengefalteten Decke. Winkle deine Beine an und beuge dich mit geradem Rücken nach vorn. Strecke die Arme nach vorn aus und greife entweder deine Fußaußenkanten oder deine Fußgelenke oder lege deine Hände auf den Schienbeinen ab.

(2) Ziehe mit der linken Hand das linke Bein zu dir. Winkle es seitlich ab und lege das Knie entspannt auf dem Boden ab. Gib deine Zehen und Fußballen unter deinen rechten Oberschenkel. Drehe den Oberkörper ein wenig nach rechts, sodass deine Nasenspitze eine Linie mit deinem rechten großen Zeh bilden kann.

Lasse das rechte Bein gebeugt, den Oberkörper mit geradem Rücken nach vorn geneigt, den Kopf in Verlängerung des Rückens und deine Hände dort, wo du möchtest.

Finde die Stille in dir. Janu Shirshasana wirkt beruhigend auf Körper und Geist und verbessert die Durchblutung von Nieren, Leber sowie dem Dickdarm.

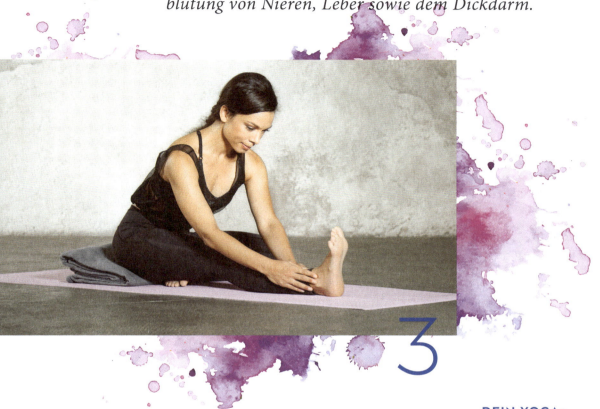

3

(3) Strecke langsam dein rechtes Bein aus. Ziehe die Zehen zu dir und flexe den Fuß. Lege deine Hände entweder auf dein Schienbein oder greife den Fuß.

Halte die Position für sechs bis acht Atemzüge. Wechsle auf die rechte Seite.

DEIN YOGA:

Achte darauf, dass du gerade bei Vorbeugen sehr achtsam und langsam übst. Spüre bewusst in deinen Rücken hinein und halte ihn stets gerade. Hilfsmittel wie Decke, Gurt und Blöcke sind bei Vorbeugen immer gut.

REIHER
Krounchasana

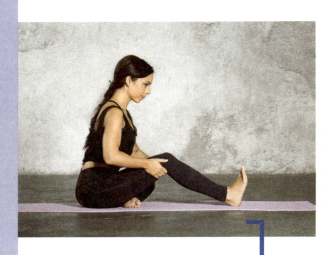

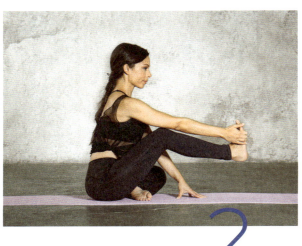

(1) Setze dich aufrecht auf deine Matte. Verwende gerne eine zusammengefaltete Decke, um deinen aufrechten Sitz zu unterstützen. Winkle das linke Bein seitlich an und lege das Knie entspannt am Boden ab. Beuge das rechte Bein und lege die Hände in die Kniekehle. Flexe den Fuß. Neige den Oberkörper mit geradem Rücken zum rechten Bein.

(2) Stütze dich mit den linken Fingerspitzen auf dem Boden ab. Greife mit der rechten Hand entweder die Außenkante deines Fußes oder dein Fußgelenk. Je nach Armlänge ist dein rechter Arm ganz ausgestreckt oder leicht gebeugt. Kopf und Rücken bleiben in einer geraden Linie.

Wenn du den Reiher achtsam übst, kannst du von seinen Vorteilen profitieren, wie Linderung von Rückenschmerzen, Erschöpfung und innerer Unruhe.

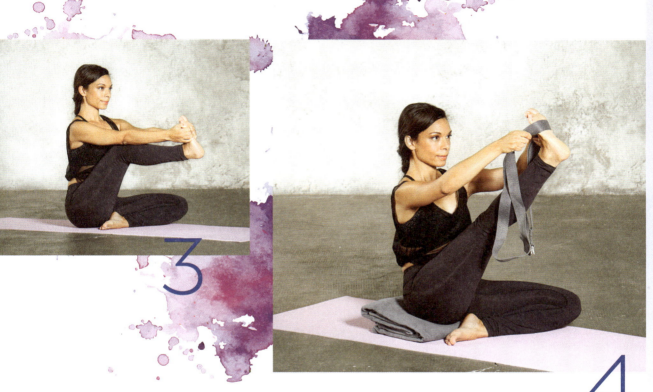

(3) Lehne dich nach hinten, bis du aufrecht sitzt. Das Gewicht sollte auf beiden Sitzbeinhöckern ruhen. Löse die linken Finger vom Boden und strecke den Arm nach vorn aus. Greife mit der linken Hand den rechten Fuß von der anderen Seite. Strecke die Wirbelsäule und ziehe die Schulterblätter fest zusammen.

Dieser Schritt reicht als Endposition aus.

(4) Setze dich auf eine Decke, ein Kissen oder einen Yogablock. Lege, wenn es dir guttut, einen Gürtel oder einen Yogagurt um den rechten Fuß und strecke das Bein aus. Dein Gewicht ruht auf den Sitzbeinhöckern, und der Rücken bleibt gerade. Stelle dir vor, dass dich ein Faden an deinem Hinterkopf nach oben zieht.

Bleibe vier bis sechs Atemzüge in dieser Endposition.

STUHL & VORBEUGE
Utkatasana & Uttanasana

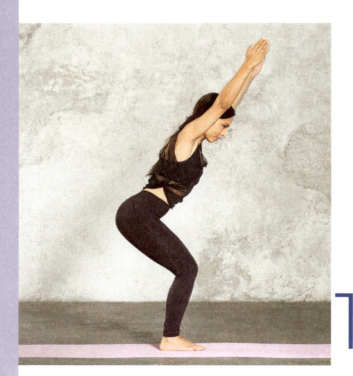

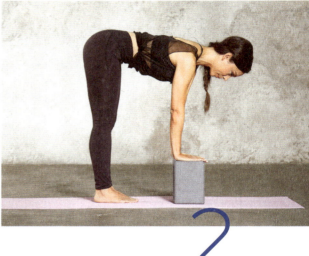

(1) Utkatasana zählt zu den Stehhaltungen, ist eine eigene Haltung für sich, aber auch gleichzeitig dein erster Schritt zu Uttanasana. Stelle dich dazu aufrecht hin und schließe Beine und Füße. Beuge deine Beine und drücke sie zusammen. Neige den Oberkörper mit einem geraden Rücken nach vorn.

Der Kopf bildet eine Linie mit dem Rücken. Schiebe deinen Po nach hinten. Hebe deine Arme bis auf Ohrenhöhe an und strecke sie nach vorn aus. Entspanne deine Schultern.

(2) Stelle zwei Yogablöcke schulterbreit vor dir auf. Beuge dich weiter nach unten. Lege deine Hände ganz leicht auf und so, dass sie sich unter den Schultern befinden. Strecke deine Beine nur so weit, dass der Rücken gerade bleibt.

Schritt 2 kann deine Endposition sein.

Der Stuhl verkörpert geistige Entschlossenheit und Durchhaltevermögen. Die Vorbeuge steht für das Zurückziehen der Sinne und für Dankbarkeit.

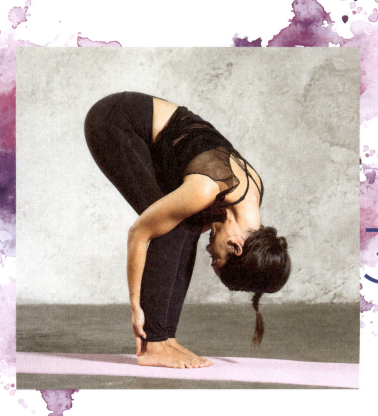

3

(3) Beuge deine Beine und senke den Oberkörper weiter ab. Lege die Hände an den Füßen an. Ziehe den Bauch an die Beine. Der Kopf hängt locker und entspannt. Behalte die Länge im unteren Rücken bei.

Hänge dich für vier bis sechs Atemzüge aus. Rolle dich dann Wirbel für Wirbel auf.

DEIN YOGA:

Hier sind noch ein paar Varianten für dich:
> Öffne deine Beine ab Schritt 1 hüftbreit. Das ist angenehmer für den unteren Rücken.
> Lasse deine Beine bei Schritt 2 leicht gebeugt, wenn der Rücken nicht gerade zu halten ist.
> Übe bei Schritt 2 ohne Blöcke und setze deine Fingerspitzen am Boden auf. Die Handflächen zeigen dabei zueinander.

PYRAMIDE

Parshvottanasana

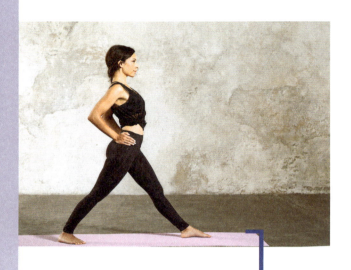

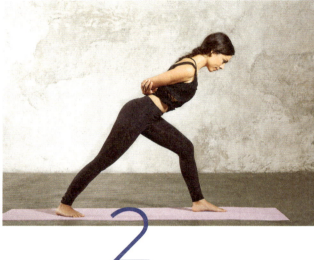

(1) Gehe in den Ausfallschritt, das rechte, hintere Bein ist etwa um 30 Grad nach innen gedreht. Lege die Hände am Becken an und richte es gerade nach vorn aus. Ziehe die Ellbogen an den Körper und dehne den Brustkorb.

(2) Verschränke die Arme hinter dem Rücken. Beuge das linke Bein und den Oberkörper mit geradem Rücken nach vorn. Presse die Fußaußenkanten in den Boden, lasse deine Zehen lang und entspannt.

Die Yoga-Pyramide strahlt Energie und Macht aus. Sie steht für eine unerschütterliche Basis, die Energien zum Fließen bringt und deine Grenzen erweitert.

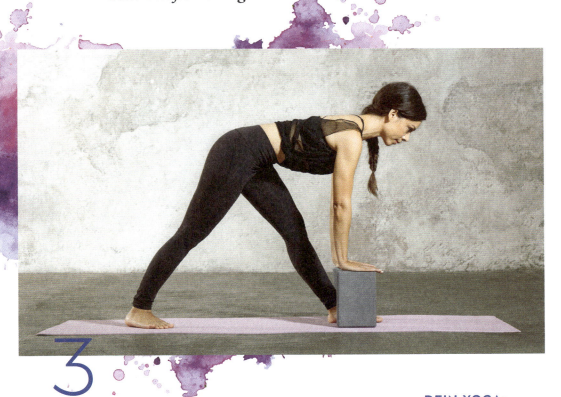

(3) Lege die flachen Hände oder Fingerspitzen auf Yogablöcke, sodass Hand-, Ellbogen- und Schultergelenke eine Linie bilden. Oder du legst die Hände auf das linke Schienbein. Richte das Becken noch einmal gerade aus. Schiebe die Schulterblätter weg von den Ohren und ziehe deinen Scheitel nach vorn. Kippe dein Becken und ziehe in Gedanken deine Sitzbeinhöcker zur Decke, wenn du feststellen solltest, dass sich der Rücken rundet.

Bleibe vier bis sechs Atemzüge in dieser Position. Rolle den Oberkörper nach oben und übe, mit dem rechten Bein vorn zu bleiben.

DEIN YOGA:

Varianten:
> Siehe »Dein Yoga«: auf Seite 53.
> Übe gerne mit dem gebeugten linken Bein, wenn du die Dehnung noch als zu stark empfindest.

KRIEGER 3
Virabhadrasana 3

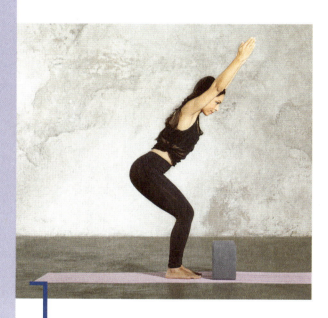

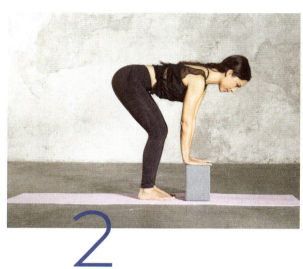

(1) Stelle zwei Yogablöcke schulterweit voneinander auf. Schließe die Beine und beuge sie an. Neige den Oberkörper nach vorn, der Rücken ist gerade. Strecke die Arme bis auf Höhe der Ohren aus. Schiebe den Po nach hinten.

(2) Senke deinen Oberkörper tiefer nach unten ab, bis deine Bauchdecke parallel zum Boden zeigt. Lege deine Hände leicht auf die Blöcke. Rücken und Kopf bilden eine Linie.

DEIN YOGA:

Alternative: Übe ohne Blöcke und setze deine Fingerspitzen auf dem Boden auf, die Handflächen zeigen zueinander.

Bei dieser »Waage« geht es darum, das Gleichgewicht aus der Kraft der eigenen Mitte zu halten, was die innere Stabilität und Konzentrationsfähigkeit fördert.

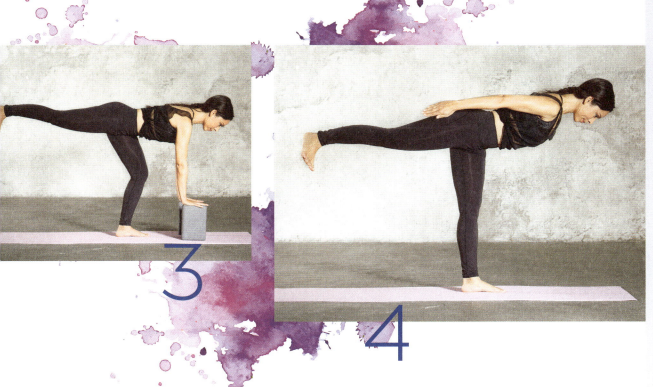

(3) Halte die Position im Oberkörper und Becken. Verlagere das Gewicht auf den linken Fuß. Hebe das rechte Bein nach hinten auf Hüfthöhe an und strecke es aus. Ziehe den Fuß zu dir, schiebe die Ferse nach hinten. Das linke Bein bleibt gebeugt.

Dieser Schritt könnte schon deine Endposition sein.

(4) Löse die Hände vom Boden oder von den Blöcken. Strecke langsam das linke Bein. Lege die Arme ausgestreckt am Körper an. Stelle dir eine imaginäre gerade Linie vom Scheitel bis zur rechten Ferse vor. Ziehe den Bauchnabel zur Wirbelsäule, um Bauchspannung zu erzielen. Beide Kniescheiben sind fest in Richtung Becken angezogen, sodass die Beine gut angespannt sind.

Suche dir auf dem Boden einen Punkt und konzentriere dich auf ihn und deine Atmung. So stehst du ruhiger in der Balance.

Halte die Position für vier bis sechs Atemzüge. Stelle dich mit beiden Füßen aufrecht hin und spüre mit geschlossenen Augen in die rechte und linke Körperhälfte, bevor du mit dem linken Bein übst.

KROKODIL

Nakarasana

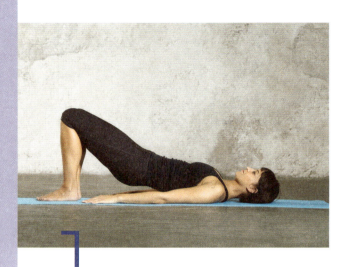

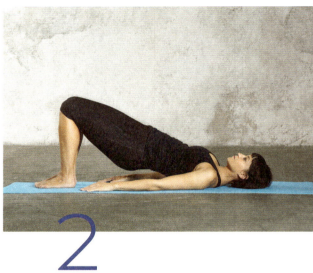

(1) Lege dich auf den Rücken und stelle die Beine hüftbreit geöffnet an. Die Knie sind über deinen Fußgelenken, die Arme sind ausgestreckt und nach außen geöffnet, sodass du den Achselhöhlen Raum gibst. Hebe dein Becken an.

(2) Verschiebe das Becken etwas nach rechts. Kippe deine linke Hüfte nach unten.

Nach einem stressigen Tag oder einfach morgens nach dem Aufwachen im Bett: Diese Haltung entspannt den unteren Rücken und vertieft den Atem.

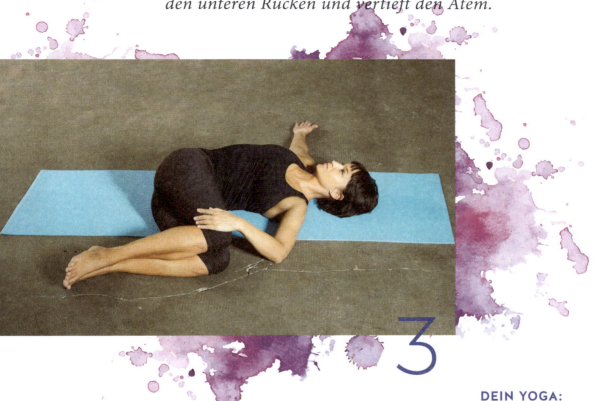

3

(3) Lege das Becken rechts ab und die Knie auf der linken Seite, sodass Knie, Oberschenkel und Füße übereinanderliegen. Lege den rechten Arm zur Seite und ziehe die Beine mit der linken Hand weiter zur Brust.

Falls du mit der rechten Schulter nicht bis zum Boden kommst, kannst du eine Decke darunterlegen.

Genieße die Position für acht bis zehn Atemzüge. Wiederhole sie auf der rechten Seite.

DEIN YOGA:

Varianten für die Kopfposition:

> Lasse den Kopf gerade liegen und schaue nach oben.

> Hebe den Kopf an und lege dich auf das rechte Ohr.

> Rolle dein Steißbein ein, um deine Lendenwirbelsäule aktiv zu verlängern.

DREHSITZ

Marichyasana & Ardha Matsyendrasana

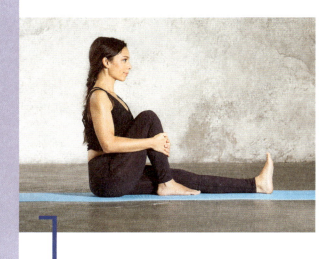

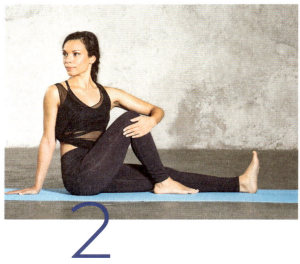

(1) Setze dich aufrecht auf deine Matte oder an den Rand einer zusammengefalteten Decke. Dein Gewicht ruht auf den Sitzbeinhöckern. Strecke dein linkes Bein aus und ziehe die Zehen zu dir heran. Beuge das rechte Bein an und ziehe den Oberschenkel so weit wie möglich zu dir. Lege deine Hände am Schienbein an und richte die Wirbelsäule auf.

(2) Umarme dein rechtes Bein mit dem linken Arm. Dazu legst du den Unterarm um dein Bein oder die linke Hand außen am rechten Knie an. Stütze dich mit der rechten Hand am Boden ab. Drehe Kopf und Oberkörper nach rechts, ohne das Becken zu verschieben. Die Hauptrotation geschieht in der Brustwirbelsäule. Der Nacken bleibt lang.

Diese Position (Marichyasana) oder die von Schritt 3 könnte auch deine Endposition sein, wenn du möchtest.

Eine Haltung, die Würde, Ruhe und Gelassenheit ausstrahlt. Vor allem profitiert die Wirbelsäule von dieser Haltung. Sie wird geschmeidig und beweglich.

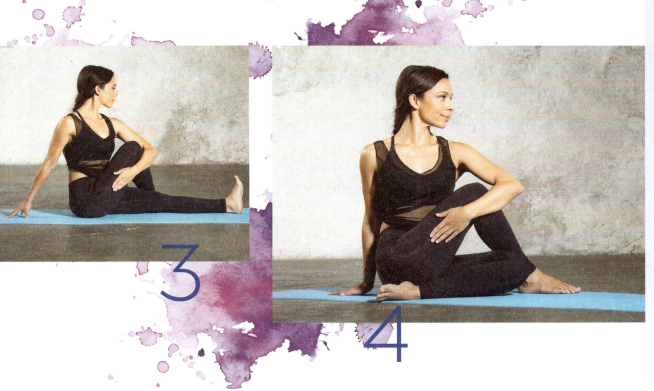

(3) Überkreuze das linke Bein mit dem rechten. Lasse den Oberkörper nach rechts gedreht. Drehe den Kopf nach links und schaue über deine linke Schulter. Behalte die rechte Armposition von Schritt 2 bei oder führe den Arm weiter vom Rücken weg und setze die Fingerspitzen auf.

(4) Löse die Armpositionen für einen Moment auf und stütze dich mit den Fingerspitzen rechts und links auf Hüfthöhe ab. Verlagere dein Gewicht auf den linken Sitzbeinhöcker, hebe die rechte Gesäßhälfte hoch und lege den linken Unterschenkel darunter. Setze den rechten Sitzbeinhöcker wieder am Boden auf. Stütze dich mit dem rechten Arm ab und umarme das rechte Bein mit dem linken Arm. Drehe den Kopf nach links. Halte die Schultern auf gleicher Höhe.

Bleibe in deiner gewählten Endposition für sechs bis acht Atemzüge. Übe dann zur anderen Seite.

GEDREHTER SEITLICHER WINKEL
Parivrtta Parshvakonasana

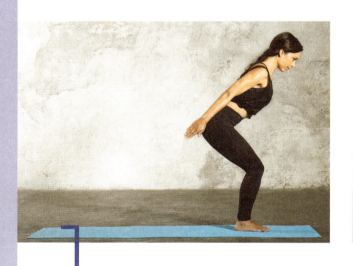

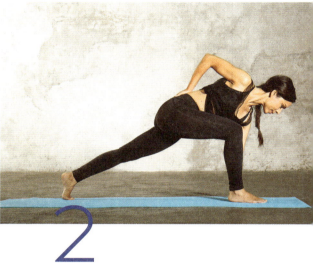

(1) Du stehst aufrecht, die Beine eng zusammen. Beuge sie an und neige deinen Oberkörper gerade nach vorn, mit dem Kopf in der Verlängerung. Strecke deine Arme seitlich am Körper aus.

(2) Beuge deine Beine weiter an und senke deinen Oberkörper tiefer nach unten ab. Setze die Hände am Boden auf, schwinge das linke Bein nach hinten zu einem langen tiefen Ausfallschritt. Bringe die linke Hand zum rechten Fuß, mit der Handfläche oder den Fingerspitzen auf dem Boden. Lege die rechte Hand in einer Linie zur rechten Schulter am unteren Rücken an. Dein Blick zeigt zum Boden.

Drehhaltungen massieren die inneren Organe. Dadurch kann der Körper besser entgiften und entsäuern. Der gesamte Stoffwechsel wird angeregt.

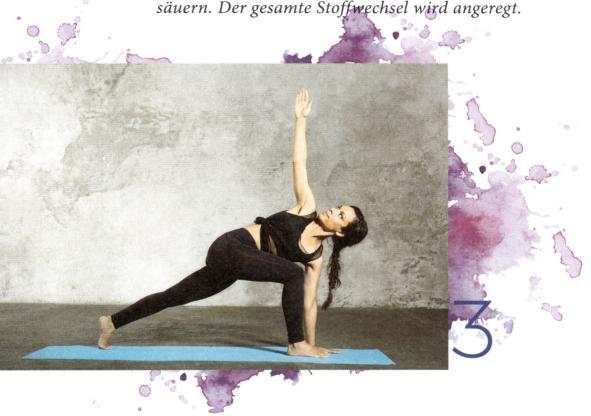

(3) Drehe den Brustkorb nach rechts oben und strecke den rechten Arm hoch. Dein Blick ist zur Hand gerichtet. Ziehe das Kinn zum Brustbein.

Bei Nackenverspannungen behalte die Kopfposition von Schritt 2 bei.

Drücke die linke Hand in den Boden und stelle dir vor, dass dich jemand an der rechten Hand zieht. Nimm beide Schultern nach unten und weg von den Ohren. Schiebe die linke Ferse vom Körper weg.

Halte die Position für vier bis acht Atemzüge. Schwinge dann das linke Bein nach vorn und das rechte nach hinten.

GEDREHTER STUHL

Parivrtta Utkatasana

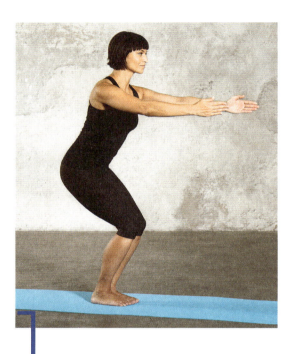

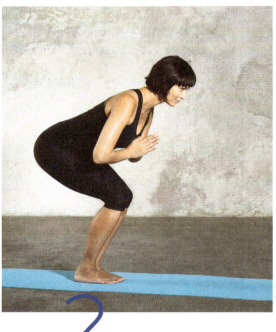

(1) Du stehst aufrecht auf deiner Matte. Schließe deine Beine und beuge sie. Neige deinen Oberkörper nach vorn. Strecke deine Arme auf Schulterhöhe vor dir aus, die Handflächen zeigen nach innen.

(2) Beuge deine Beine noch mehr und den Oberkörper weiter nach vorn. Winkle deine Arme an und lege die Handflächen aneinander. Hebe deine Ellbogen nach oben an. Drücke deine Oberschenkel möglichst fest zusammen.

Diese Yogahaltung ist eine der effektivsten, um den Körper zu reinigen und zu kräftigen. Sie gibt dir das Gefühl von Stabilität und schenkt dir Selbstbewusstsein.

ASANAS DREHHALTUNGEN

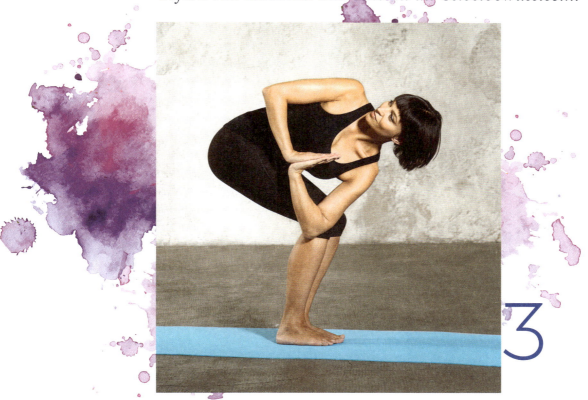

3

(3) Drehe Oberkörper und Kopf nach rechts. Lege deinen linken Oberarm außen am rechten Oberschenkel an. Drücke die Handflächen aneinander und ziehe die Schulterblätter zusammen.

Halte den Rücken gerade. Die Schultern bleiben offen.

Die Knie bleiben nebeneinander zusammen, und das linke Knie schiebt sich nicht nach vorn. Schiebe dein Becken nach links, um zu vermeiden, dass es zu stark nach rechts ausweicht.

Verweile vier bis sechs Atemzüge lang und drehe dann den Oberkörper nach links.

PLANKE

Phalagasana

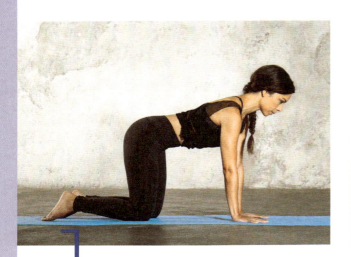

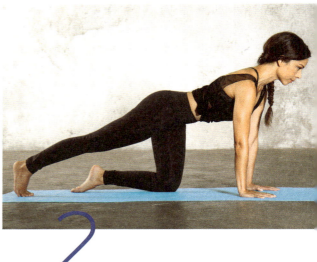

(1) Gehe in den Vierfüßlerstand auf deine Matte. Die Hände sind unter den Schultern und die Finger aufgefächert. Die Knie befinden sich unter den Hüftgelenken. Der Rücken ist gerade ausgerichtet, mit dem Kopf in der Verlängerung. Dein Scheitel zieht nach vorn und die Sitzbeinhöcker nach hinten.

(2) Halte Becken, Rücken und Kopf in der Ausgangsposition. Strecke das rechte Bein nach hinten aus. Ziehe deine Schulterblätter aktiv nach hinten zum Po.

Eine ausgezeichnete Übung, die man immer und überall machen kann. Sie stärkt alle Muskeln im Körper, verbessert die Haltung und hält dich rundum fit.

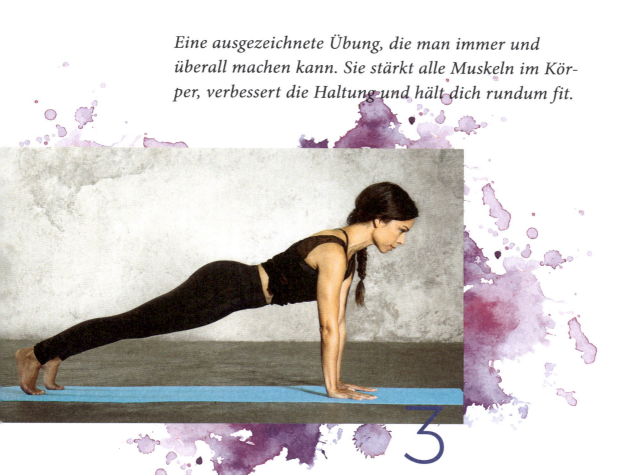

(3) Konzentriere dich darauf, Becken, Rücken und Kopf ruhig zu halten. Strecke dann das linke Bein ebenfalls nach hinten aus, sodass eine gerade Linie entsteht. Stelle dir diese vom Kopf bis zu den Fersen vor: Der Scheitel zieht nach vorn und die Fersen zum Boden. Ziehe den Bauchnabel zur Wirbelsäule ein und spanne den Bauch an.

Achte darauf, dass dein Becken und deine Schultern nicht durchhängen und der Kopf nicht nach unten hängt. Halte die Position vier bis acht Atemzüge lang.

SEITPLANKE

Vasisthasana

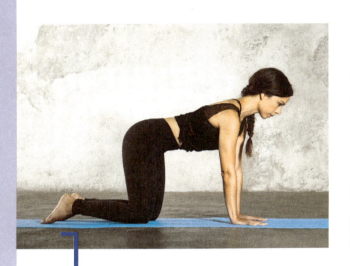

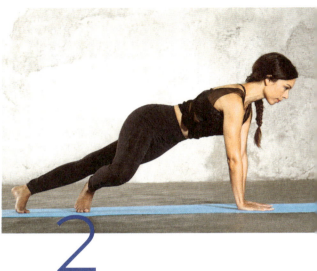

(1) Die Finger sind aufgefächert unter den Schultern. Die Knie befinden sich unter den Hüftgelenken. Der Rücken ist gerade ausgerichtet, mit dem Kopf in der Verlängerung. Dein Scheitel zieht nach vorn und die Sitzbeinhöcker nach hinten. Strecke das linke und dann das rechte Bein nach hinten aus, sodass eine gerade Linie entsteht.

(2) Beuge dein rechtes Bein, sodass dein Knie nach außen zeigt. Setze die Zehen deines rechten Fußes am Boden auf. Kippe deinen linken Fuß leicht nach außen. Halte den Rücken und Kopf gerade und deine Arme in der Ausgangsposition.

Es heißt, die Seitplanke sei Ausdruck des Herzbewusstseins. Sie verbessert die Balance und fördert dein Selbstvertrauen und Körpergefühl.

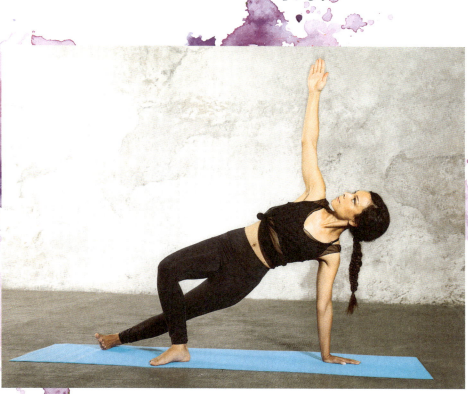

(3) Löse die rechte Hand vom Boden und drehe deinen Oberkörper nach rechts auf. Setze die rechte Fußsohle flach am Boden auf und drücke sie in den Boden. Drehe das linke Bein auf, bis die linke Fußaußenkante am Boden aufliegt. Strecke den rechten Fuß nach oben aus und drehe den Kopf nach rechts, mit dem Blick zur Hand nach oben.

Bei Nackenverspannungen kannst du den Kopf auch gerade nach vorn drehen oder nach unten sinken lassen.

Achte darauf, dass du im Becken nicht durchhängst.

Halte die Position vier bis acht Atemzüge lang. Entspanne kurz in der Kindeshaltung von Seite 46, bevor du die andere Seite übst.

KNIE-BRUST-KINN-HALTUNG

Ashtangasana

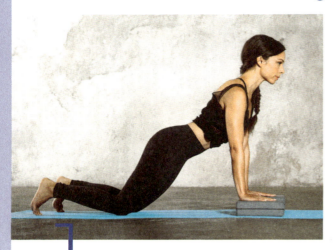

1

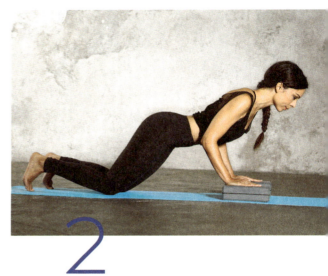

2

(1) Stelle zwei Yogablöcke (oder Kaffeepäckchen) schulterbreit voneinander entfernt auf. Stütze dich mit den Händen auf den Blöcken unter deinen Schultern ab. Strecke deine Beine nach hinten zur Planke (siehe Seite 67) aus. Lege dann deine Knie am Boden ab. Stelle die Zehen an. Der Rücken ist gerade, mit dem Kopf in der Verlängerung.

(2) Beuge deine Arme. Ziehe die Ellbogen eng an den Körper heran.

Achte darauf, dass du dein Becken oben hältst und die Arme nur so weit beugst, dass du dich allein aus deiner Armkraft in der Position halten kannst.

Hier sind es acht Punkte des Körpers – Füße, Knie, Hände, Brust und Kinn –, die den Boden berühren. Deshalb steht diese Haltung für den achtgliedrigen Pfad.

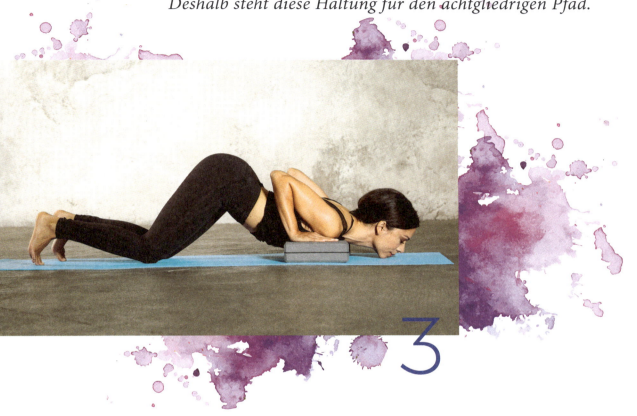

(3) Beuge deine Arme noch stärker und senke den Oberkörper zum Boden ab. Lege deine Schultern neben die Hände auf den Blöcken. Halte Oberarme und Ellbogen eng am Körper und deinen Po nach oben gestreckt. Drücke die Hände fest in deine Unterlage. Ziehe die Schultern aktiv von den Ohren weg.

Bleibe für vier Atemzüge in dieser Position.

HERABSCHAUENDER & DREIBEINIGER HUND

Adho Mukha Shvanasana & Eka Pada Adho Mukha Shvanasana

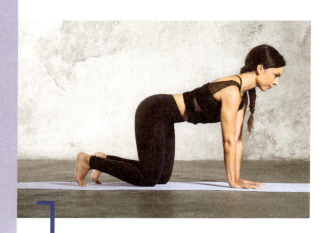

1

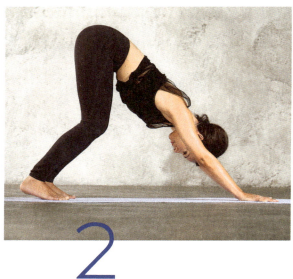

2

(1) Gehe in den Vierfüßlerstand. Stelle deine Zehen auf. Die Hände befinden sich unter den Schultern und die Knie unter den Hüftgelenken. Der Rücken ist gerade.

(2) Hebe deine Knie vom Boden ab. Verlagere dein Gewicht nach hinten oben. Lasse deine Beine leicht gebeugt, die Fersen abgehoben. Schiebe den Brustkorb durch deine Arme nach hinten zu den Oberschenkeln, bis der Rücken gerade ist, mit dem Kopf in der Verlängerung. Kippe das Becken und ziehe die Sitzbeinhöcker nach oben. Drehe deine Schultern nach außen.

Schritt 2 ist der wichtigste, und es kann sein, dass du ihn eine Weile üben wirst, bevor du dich Schritt 3 zuwendest.

Dein erster Schritt zu einer Umkehrhaltung, gleichzeitig aber auch eine wichtige Stützübung. Sie verbessert die Durchblutung des Gehirns und hebt die Stimmung.

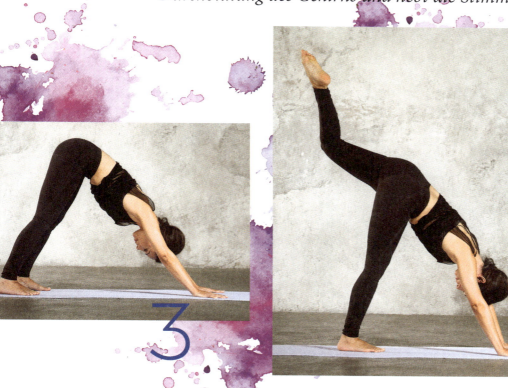

(3) Behalte alles bei, was du im zweiten Schritt aufgebaut hast. Drücke die Hände von dir weg und strecke langsam deine Beine. Kippe immer wieder das Becken, während du deine Beine streckst, damit der Rücken gerade bleibt.

(4) Löse den linken Fuß vom Boden und hebe das Bein hoch. Lasse dein Bein gebeugt und ziehe das Knie zur Decke.

Dein rechtes Bein bleibt gestreckt, oder du beugst es. Rücken, Kopf, Schultern und Arme bleiben in derselben Position wie beim Schritt 2 und 3.

Verweile vier bis acht Atemzüge in Schritt 3 oder 4. Wechsle auf das linke Bein und hebe das rechte Bein hoch.

DEIN YOGA:

Hier sind noch ein paar Alternativen für dich:
> Öffne die Beine weiter.
> Drehe Arme und Hände nach außen.
> Hänge Rücken und Kopf aus, ohne die Schultern nach außen zu drehen.
> Schiebe den Brustkorb nur so weit durch deine Arme, wie es die Schultern zulassen.

SCHULTERBRÜCKE

Setu Bandha Sarvangasana

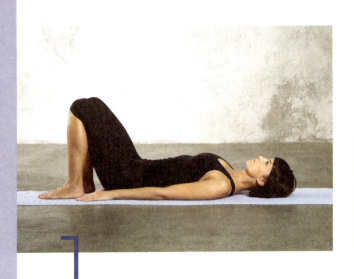

1

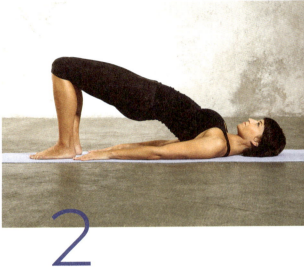

2

(1) Lege dich auf den Rücken. Stelle deine Beine an, deine Knie sind über den Füßen. Lasse die Arme seitlich neben dem Körper liegen, die Handflächen liegen auf dem Boden. Ziehe dein Kinn zum Brustbein und verlängere deinen Nacken.

(2) Rolle dein Becken ein und schiebe den unteren Rücken in den Boden. Hebe Wirbel für Wirbel den Rücken von der Unterlage ab. Strecke deine Arme aktiv nach unten.

Wenn du zu Schmerzen im unteren Rücken neigst, dann belasse es bei diesem Schritt.

Belebt und entspannt Körper und Geist zugleich. Eine leichte Umkehrhaltung, die das Herz öffnet und Stress und Ängste aus dem Körper treibt.

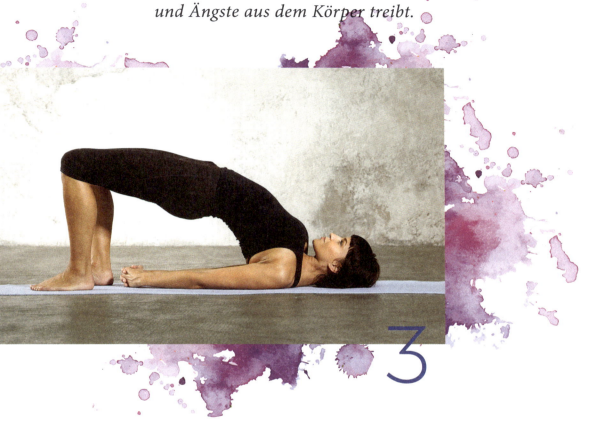

3

(3) Ziehe deine Schulterblätter mit kleinen Bewegungen zusammen, indem du dein Gewicht immer von einem Schulterblatt aufs andere verlagerst. Bringe die Arme ausgestreckt unter dein Becken und verschränke deine Finger ineinander. Hebe dein Brustbein höher in Richtung Kinn. Halte deine Knie parallel und versuche zu vermeiden, dass sie nach außen fallen.

Verweile in der Position deiner Wahl vier bis acht Atemzüge lang.

HALBE KERZE
Viparita Karani

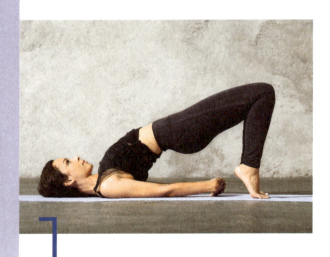

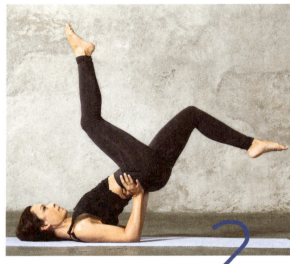

(1) Lege dich auf den Rücken, stelle deine Beine an und hebe dein Becken an. Wenn du möchtest, lege unter Schultern und Oberarme eine zusammengefaltete Decke. Sorge dafür, dass der Kopf nicht auf der Decke liegt.

Platziere deine Hände unter dem Becken und verschränke die Finger ineinander. Die Arme sind ausgestreckt. Hebe die Fersen an. Bringe die Schulterblätter möglichst eng zusammen und das Brustbein zum Kinn.

(2) Lege deine Hände am unteren Rücken an. Die Finger zeigen entweder nach außen oder gerade nach vorn. Ziehe die Ellbogen eng nach innen zum Körper. Hebe deine Beine nacheinander vom Boden ab.

Die Zauberformel für schnelle Entspannung: Viparita Karani beruhigt im Nu die Nerven und bringt dich zur Ruhe. Genieße die Haltung und spüre den Sofort-Effekt.

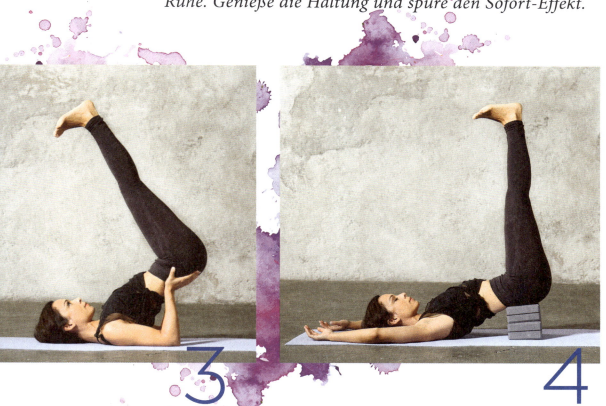

(3) Strecke deine Beine zur Decke aus und ziehe deine Zehen zu dir. Lasse dein Becken in deine Handflächen hineinsinken, als ob du ein Hohlkreuz machen würdest.

Halte die Position für vier bis sechs Atemzüge.

(4) Beginne mit Schritt eins, nur ohne das Verschränken deiner Finger. Lege ein oder zwei aufeinandergestapelte Yogablöcke unter dein Becken. Becken und Kreuzbein liegen auf den Blöcken. Lege die Arme nach hinten über Kopf entspannt auf dem Boden ab.

Genieße die Haltung so lange, wie du magst.

Diese Variante kannst du auch mit den Beinen gegen eine Wand üben, was wunderbar entspannend ist.

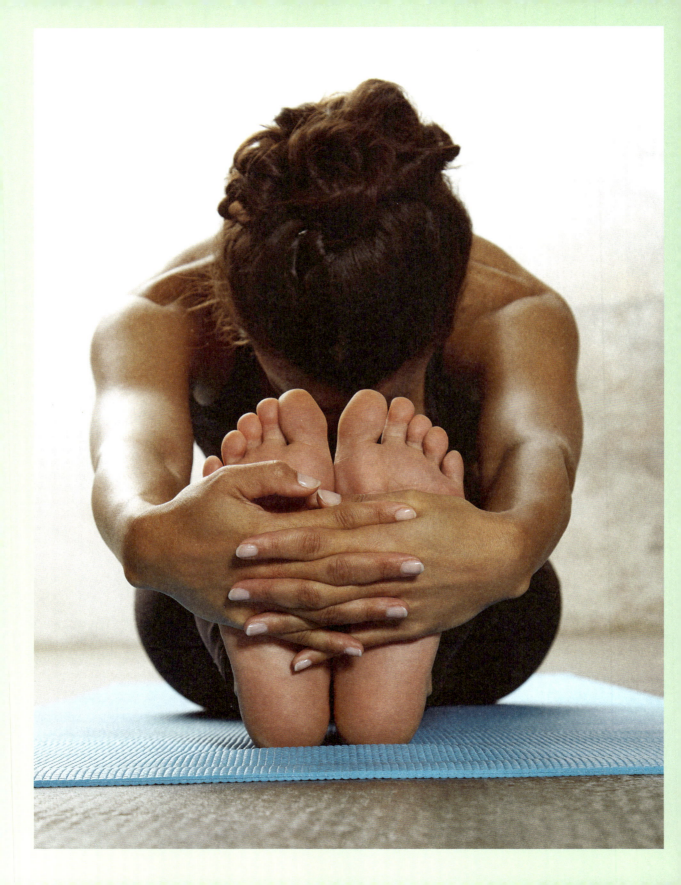

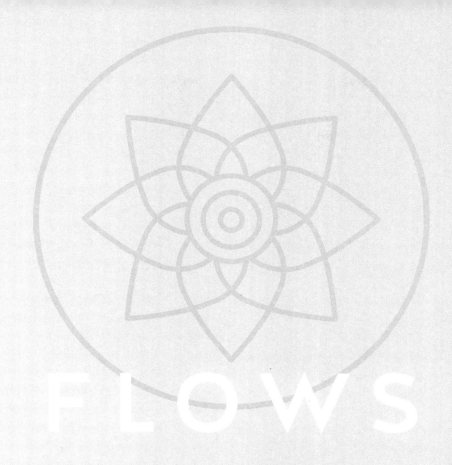

FLOWS

Auf den folgenden Seiten findest du wirkungsvolle Yoga-Flows, mit denen du dich schon nach einmal Üben (wieder) richtig gut fühlst.

WARM-UP

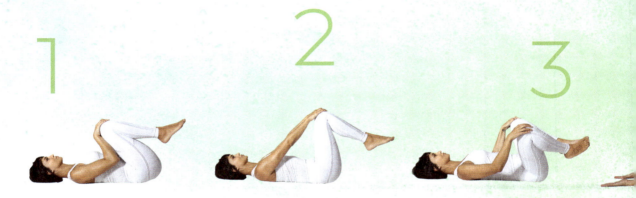

KNIE-BRUST

Lege dich auf den Rücken und deine Hände auf die Knie. Ziehe die Oberschenkel zur Brust. Die Unterschenkel sind locker. **(1)**

Strecke deine Arme aus und schiebe deine Knie und Oberschenkel nach vorn. **(2)**

Ziehe die Beine wieder zum Brustkorb und öffne deine Knie. Kreise deine Oberschenkel nach außen. **(3)**

Bevor du mit einem der Flows beginnst, empfehle ich dir, zuerst dieses Warm-up zu machen, damit deine Gelenke mobilisiert und gut vorbereitet sind.

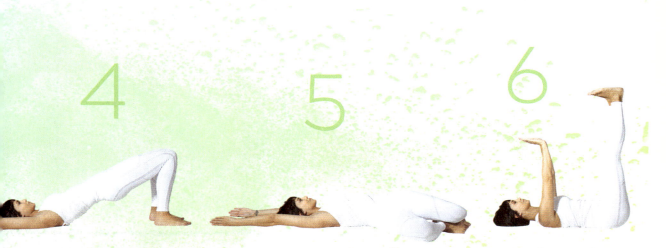

SCHULTERBRÜCKE

Stelle deine Beine auf. Rolle dich Wirbel für Wirbel zur Schulterbrücke hoch. Strecke gleichzeitig deine Arme nach hinten über dem Kopf aus. Die Handflächen zeigen zur Decke. (4)

KROKODIL

Rolle dich wieder nach unten ab und schwenke deine Knie nach rechts, zur Mitte, nach links und zurück zur Mitte. Die Arme bleiben hinten. (5)

KÄFER & KNIE-BRUST

Strecke Arme und Beine nach oben zur Decke aus. Flexe und strecke die Fuß- und Handgelenke ein paar Mal im Wechsel. (6)

Beuge deine Beine wieder und kehre zu Schritt 1 zurück.

Wiederhole den Flow 4- bis 6-mal. (1)

BEI DARMPROBLEMEN

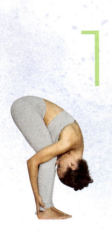

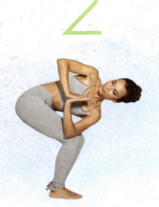

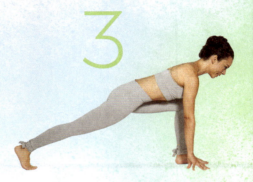

VORBEUGE

Stehe aufrecht und schließe deine Beine.

Beuge dich nach unten in die stehende Vorbeuge. (1)

GEDREHTER STUHL

Hebe den Oberkörper mit geradem Rücken hoch, bis der Bauch parallel über dem Boden schwebt.

Lege die Handflächen aneinander und öffne den Brustkorb nach rechts zum Gedrehten Stuhl. (2)

AUSFALLSCHRITT

Drehe dich zurück zur Mitte und platziere deine Fingerspitzen vor dir am Boden. Die Hände befinden sich unter den Schultern.

Strecke das rechte Bein zu einem langen, tiefen Ausfallschritt nach hinten aus. (3)

Verstopfung und unregelmäßiger Stuhlgang können nicht nur körperlich belasten, sondern auch mental. Finde Erleichterung und zu einer gesunden Verdauung zurück.

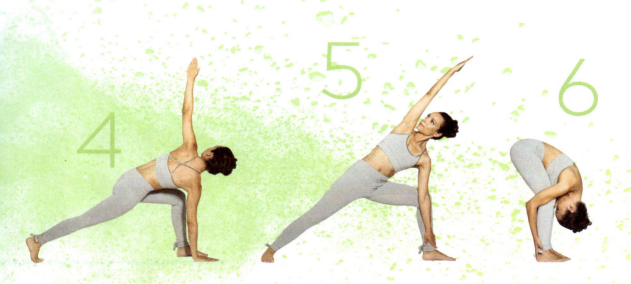

SEITLICHER WINKEL

Lege die rechte Hand flach auf dem Boden ab.

Drehe dich nach links zum Gedrehten seitlichen Winkel auf. **(4)**

Und jetzt: Seitenwechsel.

Öffne das rechte Bein in der Hüfte und lege die rechte Ferse parallel zum Mattenrand am Boden ab.

Drehe dich im Brustkorb nach rechts auf. Umfasse das linke Fußgelenk und strecke den rechten Arm seitlich gestreckt nach oben aus, in einer Linie mit Rumpf und Bein. **(5)**

VORBEUGE

Drehe den Oberkörper zurück zur Mitte.

Hebe die rechte Ferse hoch und drehe sie nach außen in den Ausfallschritt.

Schwinge das rechte Bein nach vorn in die stehende Vorbeuge. **(6)**

Wiederhole den Flow auf der anderen Seite. Du kannst ihn pro Seite im Wechsel 2- bis 4-mal wiederholen.

BEI ENERGIEMANGEL

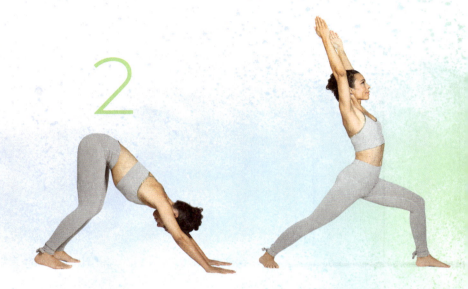

KAMEL

Setze dich auf deine Fersen und lehne dich zurück.

Stütze dich mit den Fingerspitzen ab und drücke dich hoch zum Kamel. (1)

Senke dein Becken wieder nach unten ab.

Verlagere dein Gewicht nach vorn in den Vierfüßlerstand. Die Zehen sind angestellt.

HUND

Hebe deine Knie jetzt vom Boden ab.

Verlagere dein Gewicht nach hinten oben zum Herabschauenden Hund und wähle deine Variante, egal ob mit gebeugten oder gestreckten Beinen. (2)

KRIEGER 1

Hebe dein rechtes Bein hoch und schwinge es nach vorn.

Beuge das linke Bein und drehe das rechte nach außen.

Rolle deinen Oberkörper nach oben zum Krieger 1. (3)

Das beste Sofort-Hilfsmittel: dein tiefer Atem, der dich wieder fit und frisch macht. Genieße diesen Flow, der deine Atemmuskeln (wieder) zum Leben erweckt.

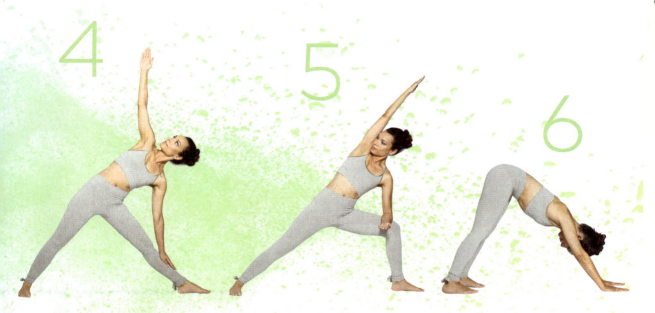

DREIECK

Strecke das linke Bein.

Drehe das rechte Bein nach außen und den Oberkörper nach rechts.

Neige dich nach unten zum linken Bein in die Dreieckshaltung. (4)

SEITLICHER WINKEL

Beuge das linke Bein und öffne das rechte weiter, bis du die Position der seitlichen Winkelhaltung erreicht hast. (5)

HUND & KAMEL

Drehe den Oberkörper ein und die rechte Ferse nach außen.

Platziere deine Hände unter deinen Schultern und schwinge das linke Bein nach hinten zum Hund zurück. (6)

Senke deine Knie in den Fersensitz ab und komme erneut in das Kamel. (1)

Wiederhole den Flow auf der anderen Seite und dann jeweils noch einmal pro Seite.

BEI ISCHIASPROBLEMEN

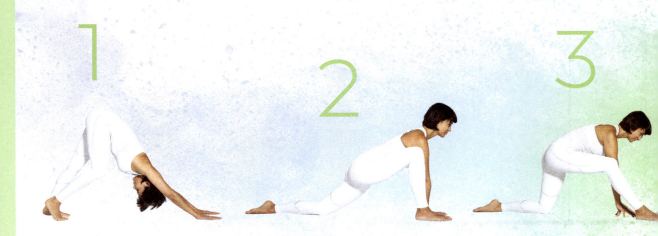

HUND

Begib dich in den Herabschauenden Hund (siehe Seite 72).

Beginne im Rhythmus deines Atems abwechselnd die Matte zu treten und dabei dein Becken zu bewegen. Dadurch kannst du Verspannungen im Kreuzbein lösen. **(1)**

AUSFALLSCHRITT

Atme aus. Löse den rechten Fuß vom Boden und schwinge dein Bein nach vorn zum tiefen Ausfallschritt.

Die Hände bleiben auf dem Boden, und die linke Beckenhälfte zieht nach unten. **(2)**

EIDECHSE

Öffne das rechte Bein und drehe es nach außen.

Atme ein und setze deine Fingerspitzen auf.

Runde den unteren Rücken, indem du das Becken einrollst.

Verlagere dein Gewicht nach hinten und komme in eine kleine Eidechsenposition. Schwenke dein Becken nach rechts und links. **(3)**

Die Ursache von Rückenschmerzen liegt nicht immer an körperlicher Überbelastung oder Bewegungsmangel. Oft spielt emotionaler Stress eine große Rolle.

4

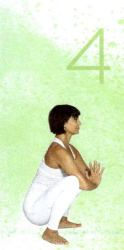

HOCKE

Atme aus. Verlagere dein Gewicht wieder nach vorn.

Stelle die linken Zehen auf und schwinge das linke Bein nach vorn zur Hocke. (4)

5

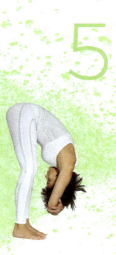

VORBEUGE

Schließe deine Beine parallel und hüftbreit voneinander entfernt. Setze deine Fingerspitzen auf dem Boden auf.

Bleibe mit dem Oberkörper vorn und unten. Atme ein und strecke deine Beine zur Stehenden Vorbeuge aus. Alternativ kannst du sie auch leicht gebeugt lassen.

Verschränke die Arme und hänge Rücken und Kopf entspannt aus. (5)

6

HUND

Atme aus. Beuge deine Beine und lege deine Hände schulterbreit auf den Boden.

Steige mit den Beinen nach hinten zurück in den Herabschauenden Hund. (6)

Beginne den Flow erneut mit dem tretenden Hund und wiederhole Schritt 2 und 3 mit dem linken Bein vorn.

BEI KOPFSCHMERZEN

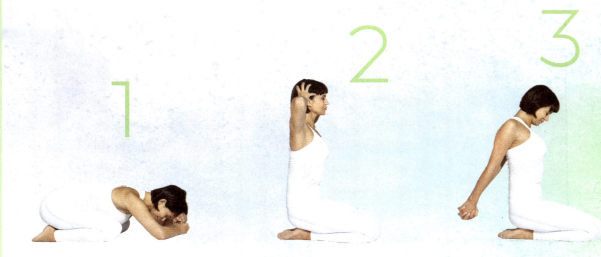

KIND

Beuge deinen Oberkörper aus dem Fersensitz nach vorn in die Kindeshaltung.

Lege deine Fäuste übereinander und deine Stirn darauf ab.

Entspanne deine Schultern. (1)

FERSENSITZ 1

Rolle dich nach oben in den Fersensitz.

Lege deine Fingerkuppen am Kopf an, beziehe die Schläfen mit ein.

Beginne mit kreisenden Bewegungen, deinen Kopf und die Schläfen zu massieren. (2)

FERSENSITZ 2

Löse die Hände vom Kopf und strecke deine Arme nach hinten aus.

Verschränke deine Finger, ziehe die Schulterblätter zusammen.

Halte den Rücken gerade, aber lasse deinen Kopf schwer nach unten hängen. (3)

Es muss nicht immer gleich eine Schmerztablette sein. Manchmal tun es ein paar einfache Yogaübungen, die die Beschwerden lindern und den Kopf befreien.

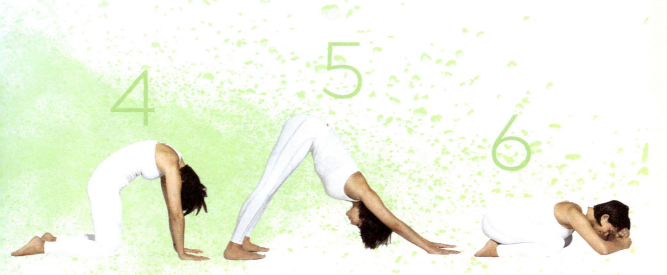

KATZE

Löse die Finger voneinander und verlagere dein Gewicht nach vorn in den Vierfüßlerstand. Lege die Zehen flach am Boden ab.

Runde deinen Rücken zu einem Katzenbuckel und ziehe das Kinn zum Brustbein. (4)

HUND

Löse den Katzenbuckel auf und stelle deine Zehen an.

Drücke dich zum Herabschauenden Hund nach oben und hänge dich entspannt aus. (5)

KIND

Beuge deine Beine und lege dich wieder in die Kindeshaltung ab. Entspanne dich. (6)

BEI BLUTHOCHDRUCK

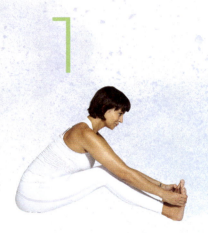

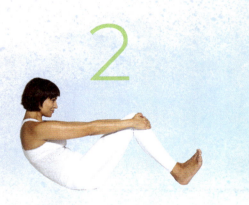

SITZENDE VORBEUGE

Begib dich in einen aufrechten Sitz und beuge deine Beine an.

Atme aus und neige deinen Oberkörper mit geradem Rücken nach vorn.

Umfasse deine Füße. **(1)**

ABROLLEN

Atme ein und richte deinen Oberkörper wieder nach oben auf.

Atme aus und rolle dich Wirbel für Wirbel nach hinten auf deinen Rücken ab. **(2)**

GLÜCKLICHES BABY

Lege dich auf den Rücken.

Ziehe deine Oberschenkel zum Brustkorb.

Strecke deine Unterschenkel zur Decke. Umfasse deine Füße von außen oder innen. **(3)**

Gelassenheit ist bei hohem Blutdruck sehr wichtig. Nimm dir Zeit und verweile einige Atemzüge in jeder Haltung, damit sich das Nervensystem beruhigen kann.

FLOWS *TUT SO GUT*

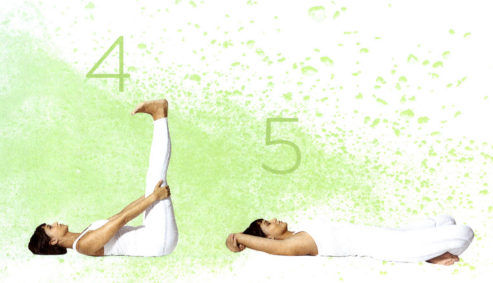

DOPPELTE BEINSTRECKUNG

Atme ein. Strecke deine Beine nach oben zur Decke aus und ziehe deine Zehen an.

Lege deine Hände auf die Oberschenkelrückseiten. **(4)**

LIEGENDER SCHNEIDERSITZ

Atme aus und senke deine Beine wieder ab.

Überkreuze deine Beine zu einem liegenden Schneidersitz. **(5)**

Verweile in jeder Haltung für vier bis sechs Atemzüge und übe den Flow nur einmal.

BEI KREISLAUF-PROBLEMEN

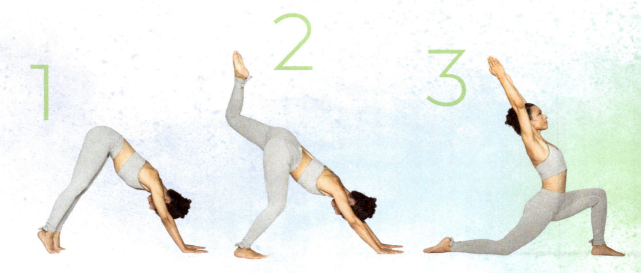

1

HUND

Begib dich in den Herabschauenden Hund (siehe auch Seite 72).

Hebe und senke ein paar Mal im Wechsel mit der Ein- und Ausatmung deine Fersen. **(1)**

2

DREIBEINIGER HUND

Atme ein und hebe das linke Bein zum Dreibeinigen Hund hoch (siehe auch Seite 73). Lasse das Standbein entweder gebeugt oder gestreckt. **(2)**

3

AUSFALLSCHRITT

Atme aus. Schwinge das linke Bein in den Ausfallschritt nach vorn.

Atme ein. Rolle den Oberkörper auf und strecke deine Arme nach oben aus. **(3)**

Schwindel macht vor allem sehr schlanken Menschen zu schaffen. Übe daher diesen Flow sehr langsam und bringe behutsam deinen Kreislauf in Schwung.

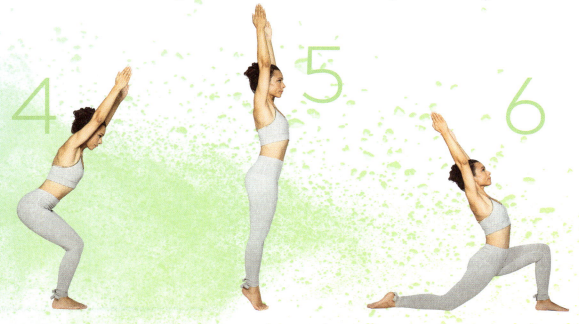

STUHL

Atme aus und schwinge dein rechtes Bein nach vorn zum Stuhl. **(4)**

BERG

Hebe und senke ein paar Mal im Wechsel mit der Ein- und Ausatmung deine Fersen im aufrechten Stand. Strecke dabei deine Arme zur Decke aus. **(5)**

AUSFALLSCHRITT & HUND

Atme aus. Beuge deine Beine zu der Stuhlposition **(4)**. Schwinge das rechte Bein immer noch im gleichen Ausatemzug nach hinten und rolle mit dem Einatmen den Oberkörper zum tiefen Ausfallschritt hoch. **(3)**

Atme aus. Schwinge das linke Bein nach hinten in den Hund. **(6)**

Beginne den Flow von vorn und wechsle dabei auf das rechte Bein.

BEI MONATS-BESCHWERDEN

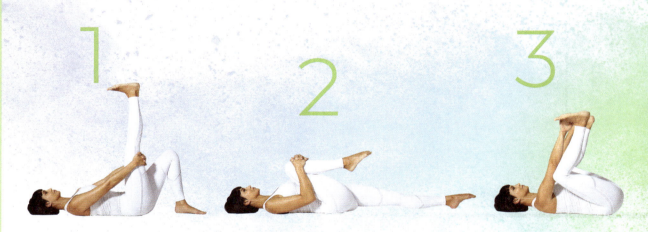

BEINDEHNUNG

Lege dich auf den Rücken und strecke das rechte Bein zur Decke. Das linke Bein ist angewinkelt.

Umfasse entweder den Unter- oder Oberschenkel oder die Kniekehle.

Ziehe den rechten Fuß heran.

Ziehe das Bein zum Körper und halte dein Becken am Boden. (1)

KNIE-BRUST

Beuge das rechte Bein mit gestrecktem Fuß und ziehe den Oberschenkel zum Brustkorb. Lege deine Hände unterhalb der Kniescheibe an.

Strecke gleichzeitig das linke Bein am Boden aus und strecke den Fuß. (2)

GLÜCKLICHES BABY

Ziehe das linke Bein zum Brustkorb. Öffne deine Beine, sodass beide Oberschenkel seitlich am Brustkorb liegen.

Strecke deine Unterschenkel zur Decke und ziehe deine Füße zu dir. Umgreife die Fußinnen- oder -außenkanten. (3)

Rückenschmerzen, Kopfschmerzen, Bauchkrämpfe und PMS sind Beschwerden, die Frauen bei ihrer Menstruation plagen können. Finde mit diesem Flow Erleichterung.

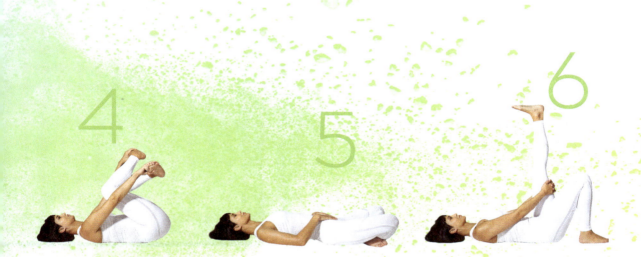

BABY ÜBERKREUZT

Bringe die Oberschenkel vom Körper weg. Senke deine Unterschenkel ab und überkreuze sie mit dem rechten Bein oben.

Umgreife deine Füße, wenn du kannst. **(4)**

LIEGENDER SCHNEIDERSITZ

Lege deine Beine zu einem liegenden Schneidersitz am Boden ab und die Hände auf den Bauch.

Atme tief in den Bauch hinein. **(5)**

BEINDEHNUNG

Stelle deine Beine an und strecke dein linkes Bein zur Decke. **(6)**

Wiederhole den Flow zur anderen Seite und bleibe dann so lange in Schritt 5, wie es dir guttut. Tipp: Reibe deine Handflächen aneinander, bis sie warm sind, und lege sie auf den Bauch.

BEI STRESSPROBLEMEN

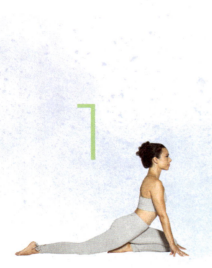

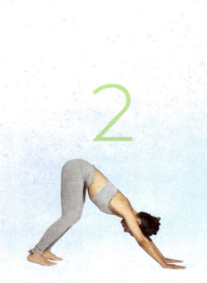

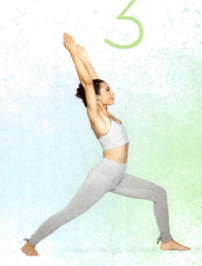

TAUBE

Strecke dein rechtes Bein nach hinten aus und setze dich auf die linke Ferse.

Atme ein und richte den Oberkörper zur Taube auf. (1)

HUND

Stelle die Zehen des rechten Fußes an.

Atme aus und schwinge dein linkes Bein nach hinten in den Herabschauenden Hund. (2) Atme ein.

KRIEGER 1

Atme aus. Schwinge dein linkes Bein nach vorn und beuge es an.

Positioniere das rechte Bein für den Krieger 1 (siehe auch Seite 45).

Atme ein und rolle deinen Oberkörper auf. (3)

Dein Alltag verlangt manchmal einiges von dir ab, sodass du dich vielleicht hin und wieder erschöpft fühlst. Dieser Flow hilft dir, deine Energie wieder strömen zu lassen.

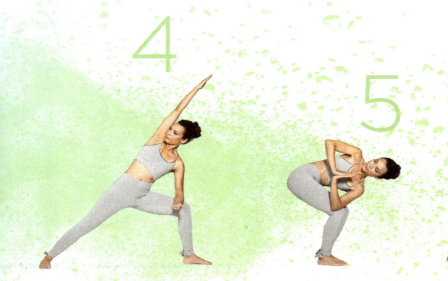

SEITLICHER WINKEL

Atme aus. Senke deinen Oberkörper zum linken Bein ab. Lege deinen linken Unterarm auf dem Knie ab.

Atme ein und öffne deinen Brustkorb und das rechte Bein nach rechts zum Seitlichen Winkel. (4)

GEDREHTER STUHL

Drehe das rechte Bein, das Becken und den Oberkörper zur Mitte.

Atme aus. Schwinge dein rechtes Bein nach vorn und öffne dich nach rechts zum Gedrehten Stuhl. (5)

HUND & TAUBE

Atme ein und drehe dich zurück zur Mitte.

Atme aus. Steige nach hinten in den Herabschauenden Hund zurück. (6) Atme ein.

Atme aus und schwinge das rechte Bein nach vorn zur Taube. (1)

Wiederhole den Flow zur anderen Seite und insgesamt noch 3- bis 4-mal.

BEI WECHSELJAHRS-BESCHWERDEN

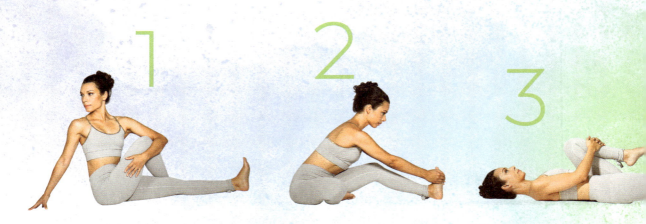

DREHSITZ

Strecke dein linkes Bein nach vorn aus. Winkle das rechte an.

Atme aus und drehe den Brustkorb zum Drehsitz nach rechts auf. (1)

KOPF-KNIE

Atme ein und drehe dich wieder zurück zur Mitte. Lege dein rechtes Knie seitlich am Boden ab. Beuge dein linkes Bein.

Atme aus und beuge den Oberkörper gerade zur Kopf-Knie-Stellung nach vorn. Halte Kontakt zwischen Bauch und Oberschenkel. (2)

Atme ein paar Mal tief in den Bauch. Hebe den Oberkörper in den aufrechten Sitz zurück und wiederhole Schritt 1 und 2 mit dem anderen Bein.

KNIE-BRUST

Rolle dich auf den Rücken ab.

Atme ein und ziehe den linken Oberschenkel zum Brustkorb, lasse das rechte Bein am Boden ausgestreckt. Atme ein paar Mal tief in den Bauch und zum linken Eierstock. Atme aus und strecke das linke Bein.

Atme ein. Ziehe den rechten Oberschenkel zum Brustkorb. Wiederhole die Atmung hier zum rechten Eierstock. (3)

Ob du dich schon in der Menopause befindest oder vorbeugend in den Wechseljahren etwas tun möchtest: Dieser Flow bringt deinen Hormonhaushalt in Balance.

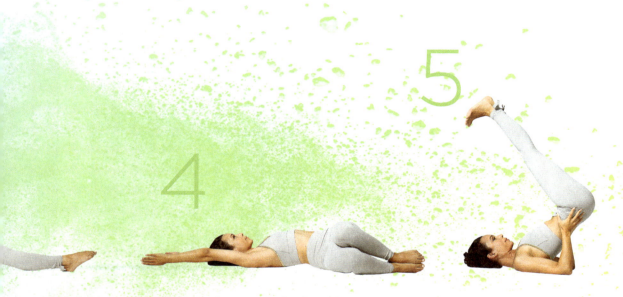

KROKODIL

Stelle beide Beine an. Atme aus und lasse die Knie nach rechts fallen. Strecke gleichzeitig die Arme nach hinten über Kopf zum Boden aus. Atme in den linken Eierstock. **(4)**

Atme ein und stelle deine Beine wieder auf. Atme aus und wiederhole das Krokodil nach links.

UMKEHRSTELLUNG

Komme zum Schluss des Flows in die umgekehrte Stellung (siehe auch Seite 77) und verweile hier für ein paar Atemzüge. **(5)**

BEI VERSPANNUNGEN

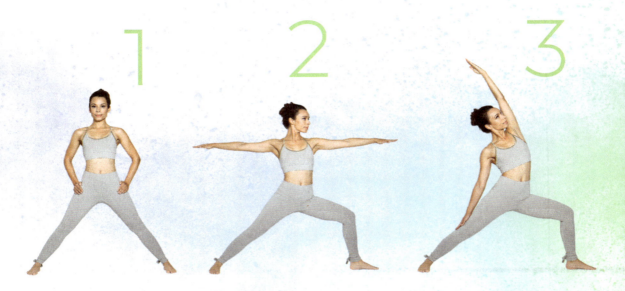

1

GRÄTSCHE

Öffne deine Beine im aufrechten Stand zu einer weiten Grätsche.

Lege die Hände an deine Hüften an. (1)

2

KRIEGER 2

Drehe das linke Bein im Hüftgelenk nach außen und beuge es an.

Hebe deine Arme auf Schulterhöhe nach oben in den Krieger 2 (siehe auch Seite 20/21). (2)

3

FRIEDVOLLER KRIEGER

Behalte die Beine in der Position.

Strecke den linken Arm nach oben aus und lege die rechte Hand am rechten Bein an.

Neige deinen Oberkörper nach rechts (siehe auch Seite 22/23). (3)

Unsere Wirbelsäule ist viel mehr als eine Knochenkette, die sich in alle möglichen Richtungen drehen, strecken und beugen kann. Sie ist auch Ausdruck unserer Seele.

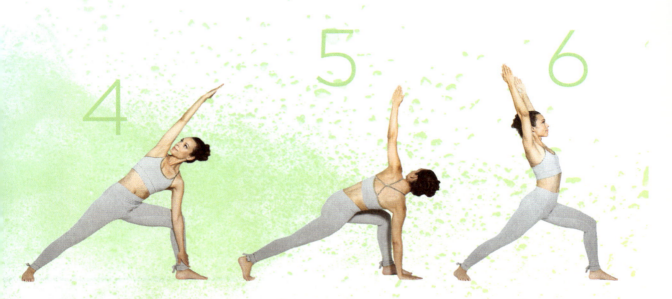

SEITLICHER WINKEL

Komme zurück in den Krieger 2 und öffne deine Beine weiter. Neige dich zum linken Bein und greife dein linkes Fußgelenk mit der linken Hand.

Strecke den rechten Arm zum Kopf aus. (4)

Und jetzt: zur anderen Seite.

Drehe deinen Oberkörper zur Mitte. Hebe deine Ferse hoch und lege die rechte Hand auf den Boden. Drehe dich zum Gedrehten seitlichen Winkel nach links auf. (5)

KRIEGER 1 & GRÄTSCHE

Rotiere den Brustkorb wieder zurück zur Mitte. Bringe die rechte Ferse zum Boden und rolle den Oberkörper zum Krieger 1 nach oben auf. (6)

Drehe das linke Bein ein und positioniere beide Beine neutral im Hüftgelenk, sodass die Zehen nach vorn zeigen und du wieder in der Grätsche stehst. (1)

Wiederhole die Abfolge zur anderen Seite und jeweils beide Seiten noch 2-mal.

FÜR MEHR BEWEGLICHKEIT

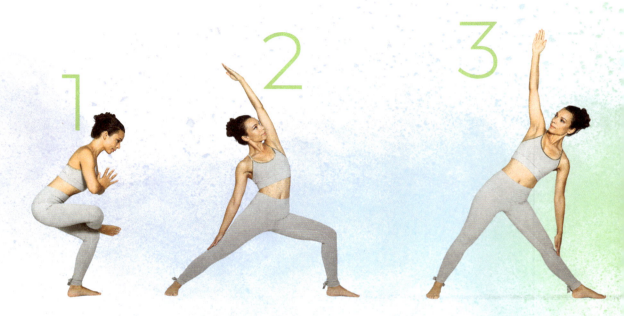

SHIVAS TANZ

Atme ein und beginne diesen Flow mit Shivas Tanzhaltung (siehe auch Seite 29) und dem rechten Bein oben. (1)

FRIEDVOLLER KRIEGER

Atme aus und schwinge das rechte Bein nach hinten.

Öffne dich nach rechts, beuge das linke Bein und neige den Oberkörper zum Friedvollen Krieger. (2)

DREIECK

Atme ein. Strecke das linke Bein und verschiebe deine Hüfte nach rechts.

Atme aus und neige deinen Oberkörper tief zum linken Bein in die Dreieckshaltung.

Lege deine Hand entweder oberhalb oder unterhalb des Knies an. Atme ein. (3)

Schon gewusst, dass in unserer Beckenregion auch unsere Emotionen wohnen? Deshalb stabilisieren wir mit diesem Flow auch unseren Gefühlshaushalt.

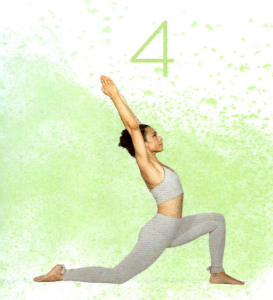

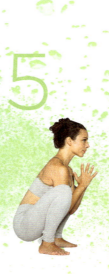

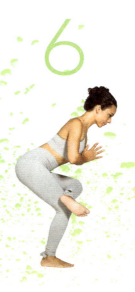

AUSFALLSCHRITT

Atme aus. Beuge das linke Bein und drehe den Oberkörper und die rechte Ferse parallel zur Mitte.

Senke dein rechtes Knie zum Boden.

Atme ein und rolle dich mit dem Oberkörper zum Ausfallschritt nach oben auf. (4)

HOCKE

Stelle die rechten Zehen auf.

Atme aus und schwinge das rechte Bein nach vorn in die Hocke. (5)

SHIVAS TANZ

Atme ein. Richte dich nach oben auf zu Shivas Tanzhaltung. (6)

Beginne den Flow von vorn und lege den linken Fuß auf den rechten Oberschenkel.

FÜR EIN STARKES GEHIRN

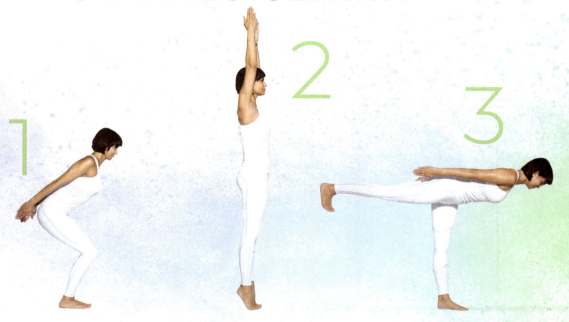

STUHL

Schließe deine Beine im aufrechten Stand. Atme aus und beuge sie zur Stuhlhaltung.

Der Oberkörper ist gerade nach vorn geneigt, und die Arme sind am Körper nach hinten ausgestreckt. (1)

BERG

Atme ein und strecke Beine, Oberkörper und Arme nach oben.

Hebe gleichzeitig deine Fersen vom Boden ab. (2)

KRIEGER 3

Atme aus. Senke deine Fersen wieder zum Boden ab.

Beuge deinen Oberkörper nach vorn, löse den rechten Fuß vom Boden und strecke dein Bein nach hinten aus. (3)

Du stehst vor einer schwierigen Aufgabe und bekommst nichts auf die Reihe? Dieser Flow fördert deine Konzentration und hilft dir, dich wieder zu sammeln.

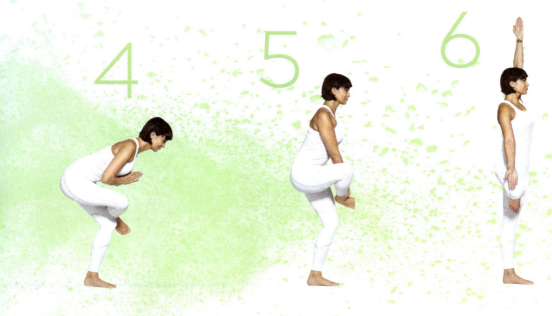

SHIVAS TANZ

Atme ein und richte den Oberkörper wieder etwas nach oben auf.

Atme aus. Lege den rechten Fuß auf den linken Oberschenkel.

Schließe deine Hände zu Shivas Tanz (siehe auch Seite 29). **(4)**

BAUM & STUHL

Umfasse mit der rechten Hand dein rechtes Fußgelenk. **(5)**

Atme ein. Lege deine rechte Fußsohle an der linken Oberschenkelinnenseite an.

Wähle eine Armposition, die für dich passt. Wie im Bild zu sehen, dürfen die Arme auch unterschiedliche Positionen haben. **(6)**

Senke dein rechtes Bein ab. Schließe beide Beine und beuge sie zur Stuhlhaltung. **(1)**

Wiederhole den Flow diesmal mit dem anderen Bein von Schritt 3 bis 6.

FÜR EIN STABILES IMMUNSYSTEM

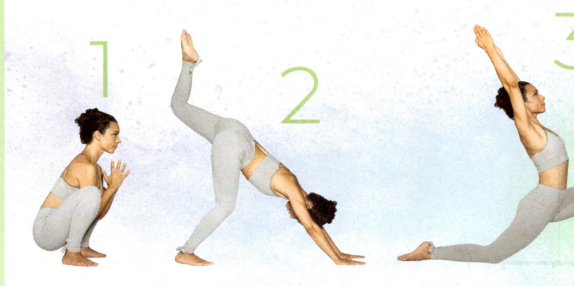

HOCKE

Komme in die Hocke und wähle deine Variante. Hier zeige ich dir eine neue: Öffne deine Füße und drehe sie mit den Beinen nach außen. Setze dich aufrecht auf die Fersen und halte den Rücken gerade.

Lege die Handflächen aneinander. Atme ein. (1)

DREIBEINIGER HUND

Atme aus. Schließe deine Beine, verlagere dein Gewicht nach vorn und lege die Hände schulterbreit voneinander entfernt auf die Matte. Steige mit den Beinen in den Herabschauenden Hund.

Oder: Atme ein und hebe dein linkes Bein zur Decke zum Dreibeinigen Hund. (2)

AUSFALLSCHRITT

Atme aus. Schwinge dein linkes Bein nach vorn zum tiefen Ausfallschritt.

Atme ein, rolle deinen Oberkörper auf und strecke deine Arme zur Decke aus. (3)

Yoga bietet jede Menge Übungen an, die das Abwehrsystem stärken. Dieser Flow nimmt Einfluss auf deine Darmtätigkeit und stärkt dadurch deine Immunkräfte.

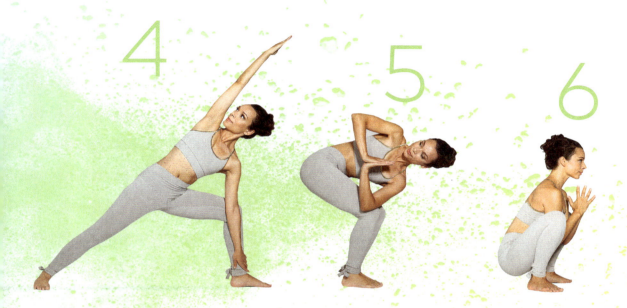

SEITLICHER WINKEL

Atme aus und senke deinen Oberkörper nach unten ab.

Setze deine Hände am Boden auf und hebe das rechte Knie hoch.

Drehe die rechte Ferse nach innen, stütze dich mit dem linken Unterarm auf dem linken Oberschenkel ab.

Atme ein und öffne den Brustkorb nach rechts zur seitlichen Winkelstellung. (4)

GEDREHTER STUHL

Atme aus. Drehe deinen Oberkörper ein und hebe die rechte Ferse hoch.

Schwinge dein rechtes Bein nach vorn und schließe die gebeugten Beine.

Lege deine Handflächen aneinander und drehe dich nach links zum Gedrehten Stuhl auf. (5)

HOCKE

Atme ein und drehe den Oberkörper zurück zur Mitte. Atme aus. Beuge deine Beine tiefer zur Hocke. (6)

Beginne den Flow von vorn und übe alle Haltungen zur anderen Seite.

FÜR EINEN ENTSPANNTEN NACKEN

1
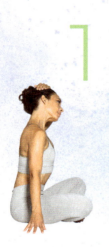

2
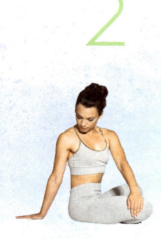

3
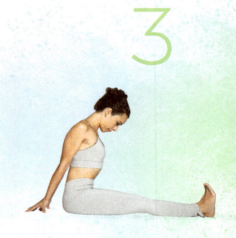

GENEIGTER SCHNEIDERSITZ

Setze dich aufrecht in den Schneidersitz.

Stütze dich mit der rechten Hand oder den Fingerspitzen am Boden ab, der Arm ist ausgestreckt.

Lege die linke Hand auf dem Kopf nahe dem rechten Ohr an. Atme aus und ziehe den Kopf nach links. **(1)**

GEDREHTER SCHNEIDERSITZ

Atme ein, löse die Hand vom Kopf und richte ihn wieder in Verlängerung des Rückens aus.

Atme aus. Drehe deinen Oberkörper nach rechts und neige den Kopf zur rechten Schulter. Halte den Rücken gerade.

Die rechte Hand ist hinten am Boden abgestützt, die linke befindet sich außen am rechten Oberschenkel. **(2)**

STOCKSITZ

Atme ein und drehe dich zurück zur Mitte.

Stütze dich mit den flachen Händen oder Fingerspitzen hinter deinem Rücken ab.

Atme aus. Strecke die Beine nach vorn aus, ziehe deine Füße zu dir und senke deinen Kopf zum Brustbein, der Rücken bleibt gerade. **(3)**

Komme in den Genuss eines kleinen Wohlfühl-Flows für Schultern und Nacken. Spüre, wie jede Haltung Muskulatur und Faszien entspannt und jegliche Last abfällt.

4

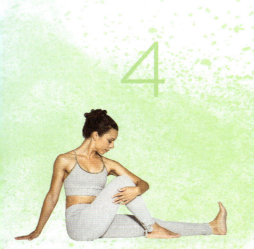

DREHSITZ

Atme ein. Winkle das rechte Bein an und stütze dich mit der rechten Hand hinter deinem Rücken auf dem Boden ab.

Atme aus und drehe dich mit dem Oberkörper nach rechts. Drehe gleichzeitig den Kopf nach links und neige ihn zur linken Schulter. **(4)**

5

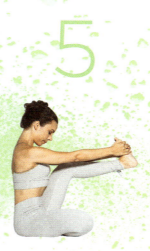

REIHER

Lasse das rechte Bein nach außen fallen und lege das Knie am Boden ab.

Atme ein und ziehe das linke Bein gebeugt zu dir in den Reiher.

Atme aus und neige deinen Kopf nach unten. **(5)**

6

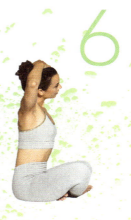

GENEIGTER SCHNEIDERSITZ

Senke dein linkes Bein ab und komme zurück in den Schneidersitz. **(6)**

Beginne den Flow von vorn. Wiederhole zur anderen Seite.

FÜR EINEN STARKEN RÜCKEN

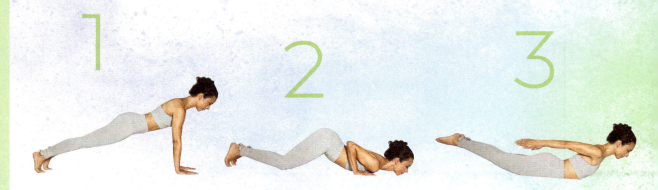

PLANKE

Stütze dich mit den Händen am Boden ab.

Strecke deine Beine nach hinten aus und beginne den Flow aus der Planke.

Beuge deine Arme und Beine.

Senke deine Schultern, dein Brustbein und Kinn zum Boden ab. (1)

KNIE-KINN-BRUST

Schiebe dich nach vorn in die Bauchlage. (2)

Strecke deine Arme am Körper nach unten in Richtung deiner Füße aus.

HEUSCHRECKE

Hebe deinen Brustkorb und deine Beine zur Heuschrecke hoch. (3)

Genieße ein Powerprogramm rund um deinen Rücken. Diese Übungsabfolge stärkt nicht nur deine Muskeln, sondern schult auch dein Durchhaltevermögen.

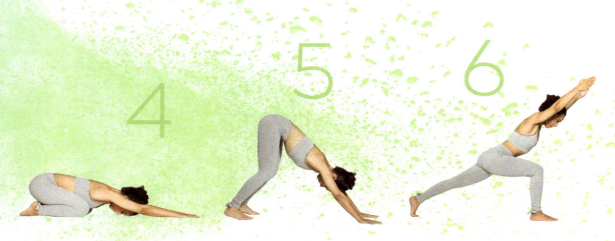

KIND

Bringe die Arme wieder nach vorn und lege die Hände vor dir flach auf.

Schiebe dich nach hinten und oben zurück in das Kind. (4)

HUND

Verlagere dein Gewicht nach vorn und oben.

Ziehe deine Hände zu dir und komme in den Vierfüßlerstand.

Stelle deine Zehen an und schiebe dich hoch in den Herabschauenden Hund mit gestreckten oder angebeugten Beinen. (5)

AUSFALLSCHRITT & PLANKE

Hebe den rechten Fuß vom Boden ab und schwinge das Bein zu einem Ausfallschritt nach vorn.

Strecke deine Arme nach vorn auf Höhe deiner Ohren aus. (6)

Senke deine Arme nach unten ab und platziere deine Hände unter die Schultern. Strecke das rechte Bein nach hinten zur Planke aus. (1)

Wiederhole den Flow auf der anderen Seite.

FÜR VIELSITZER

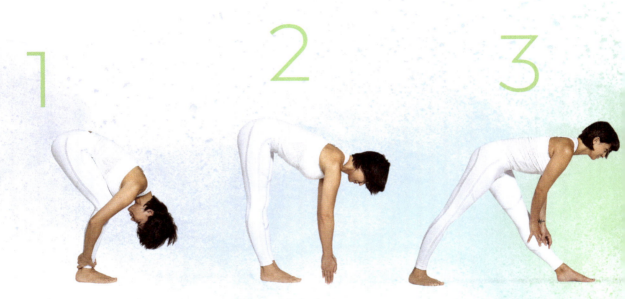

VORBEUGE

Beuge deinen Oberkörper zur stehenden Vorbeuge nach unten.

Lasse die Beine gebeugt. (1)

Strecke deine Beine aus und hebe den Oberkörper an.

Setze deine Fingerspitzen auf dem Boden auf und halte den Rücken gerade. Die Handflächen zeigen beide zueinander. (2)

PYRAMIDE

Beuge deine Beine und schwinge das rechte Bein nach hinten zur Pyramide.

Lege deine Hände auf dein linkes Schienbein. (3)

Dieser Flow treibt garantiert die Steifheit aus deinem Körper. Übe regelmäßig, dann wirst du feststellen, wie beweglich du mit der Zeit wirst.

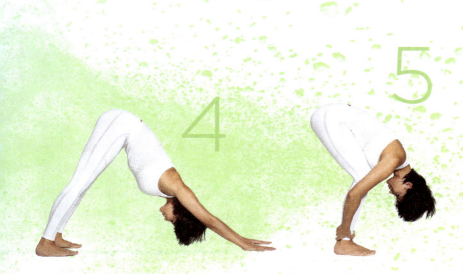

HUND

Beuge das linke Bein und lege deine Hände flach auf dem Boden auf.

Schwinge das linke Bein in den Herabschauenden Hund zurück. Wähle deine Variante dieser Übung mit gestreckten oder angebeugten Beinen. (4)

VORBEUGE

Laufe mit den Füßen nach vorn zu den Händen, bis du wieder in der Stehenden Vorbeuge angekommen bist. (5)

Beginne den Flow von vorn und schwinge bei Schritt 3 das linke Bein nach hinten. Wiederhole jede Seite 2- bis 4-mal.

FRISCHMACHER

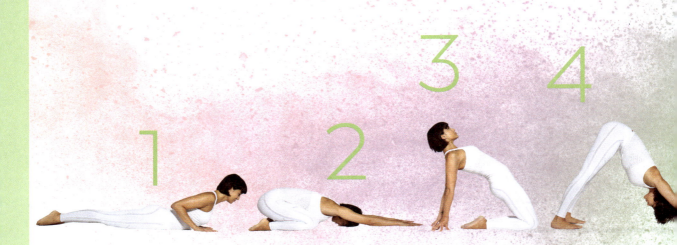

KOBRA

Lege dich auf den Bauch.

Atme ein. Strecke und räkle dich nach oben in die Kobra (siehe auch Seite 35). (1)

Treibe langsam die Müdigkeit aus deinen Gliedern.

KIND

Atme aus. Drücke dich nach oben in die Kindeshaltung (siehe auch Seite 47). (2)

KAMEL & HUND

Atme tief ein und hebe dein Becken hoch in das Kamel (siehe Seite 39). (3)

Atme aus. Komme über den Vierfüßlerstand in den Herabschauenden Hund. (4)

Fühle, wie dein Geist immer wacher wird.

Für alle, die ein bisschen Unterstützung zum Aufwachen brauchen. Lasse dir ein Lächeln ins Gesicht zaubern und starte voller Tatendrang in deinen Tag.

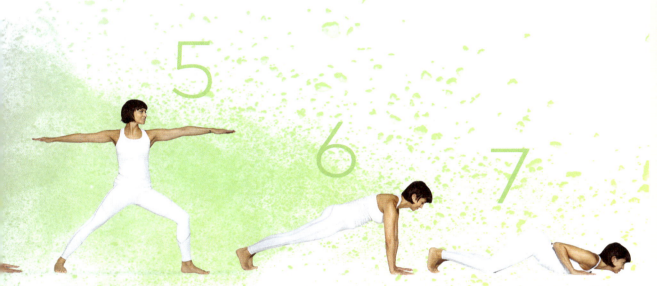

KRIEGER

Atme in den Krieger 2 ein (siehe auch Seite 21). **(5)**

Du bist bereit für das, was heute kommt.

PLANKE

Atme aus und nimm die geistige und körperliche Kraft wahr (siehe Seite 67).

Atme ein. **(6)**

KNIE-KINN-BRUST & KOBRA

Atme aus und senke deinen Körper zur Knie-Kinn-Brust-Haltung ab. **(7)**

Atme in die Kobra ein. **(1)**

Beginne den Flow mit einem fröhlichen Gesicht von vorn.

IN DIE RUHE KOMMEN

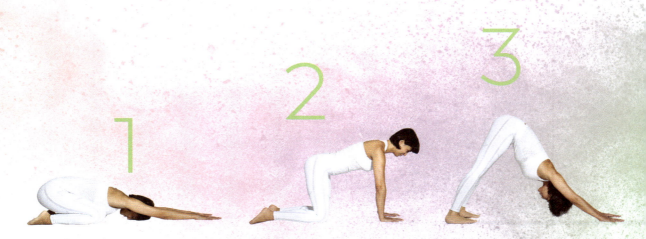

KINDESHALTUNG

Knie dich auf deiner Matte.

Atme aus und lege dich in der Kindeshaltung nach vorn ab.

Verweile hier für ein paar Atemzüge und spüre den Rhythmus deiner Atmung. (1)

VIERFÜSSLER

Lasse alle Unruhe hinter dir.

Atme ein und schiebe dich nach vorn und oben in den Vierfüßlerstand.

Ziehe dabei die Hände unter die Schultern und stelle deine Zehen an. (2)

HUND

Atme aus. Hebe deine Knie vom Boden ab und verlagere dein Gewicht nach hinten oben zum Herabschauenden Hund. Atme ein. (3)

Mögen alle Gedanken, die dich beherrschen, aus deinem Kopf in die Erde fließen.

Bleibe im Jetzt. Spüre die Gegenwart und nimm sie achtsam wahr. Lasse nicht zu, dass dein Ego einen ruhigen Geist antreibt. Atme tief ein und aus.

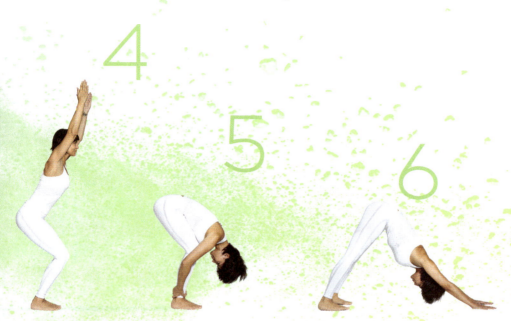

STUHL

Schöpfe Kraft. Atme aus und laufe mit den Füßen zu den Händen.

Schließe deine Beine und beuge sie an. Atme ein und hebe den Oberkörper zum Stuhl an. (4)

Sammle dich.

VORBEUGE

Atme aus und beuge dich zur Stehenden Vorbeuge nach unten.

Atme ein und mache den Rücken lang. (5)

Spüre die Ruhe und Kraft in dir.

HUND & KIND

Atme aus. Steige mit den Beinen nach hinten in den Herabschauenden Hund. (6) Atme ein.

Atme aus. Senke Knie und Oberkörper zur Kindeshaltung ab. Nimm die Stille wahr. (1)

Wiederhole den Flow noch 4-mal in einem langsamen Atemrhythmus.

ATEMPAUSE

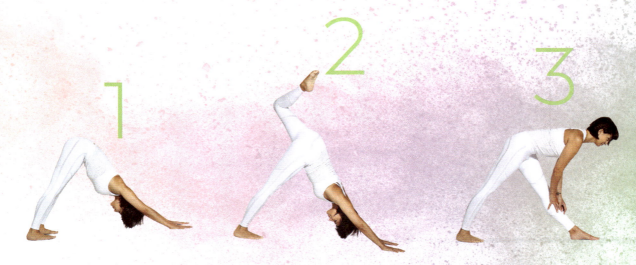

HUND

Atme im Herabschauenden Hund aus (siehe auch Seite 72). **(1)**

Halte die Welt um dich herum kurz an.

DREIBEINIGER HUND

Atme ein und hebe dein linkes Bein zum Dreibeinigen Hund hoch. **(2)**

Befreie dich vom inneren und äußeren Lärm.

PYRAMIDE

Atme aus. Schwinge dein linkes Bein nach vorn. **(3)**

Der Lärm ist nur noch ein kleines Geräusch im Hintergrund.

Es ist laut. Die Welt bewegt sich schnell und hektisch. Halte sie doch einfach an und lasse es in deinem Inneren leiser und ruhiger werden.

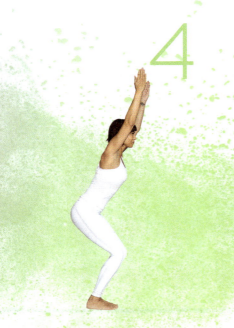
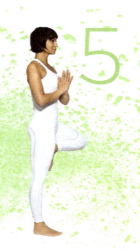
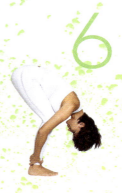

STUHL

Atme aus. Schwinge das hintere Bein zur Stuhlhaltung nach vorn. (4)

Finde deinen besonderen Platz der Ruhe in dir.

BAUM

Atme ein und hebe den linken Fuß nach oben in den Baum. (5)

Halte inne, nimm die Stille wahr. Erde dich. Kein Sturm weht dich um.

VORBEUGE & HUND

Nimm Gelassenheit und Ruhe mit. Atme nach unten aus in die Stehende Vorbeuge. (6)

Atme ein. Atme aus und kehre in den Herabschauenden Hund zurück. (1)

Nimm dir immer die Zeit, um an deinen Ort der Ruhe zurückzukehren, und halte inne.

Wiederhole den Flow auf der anderen Seite.

DAS HERZ HEILEN

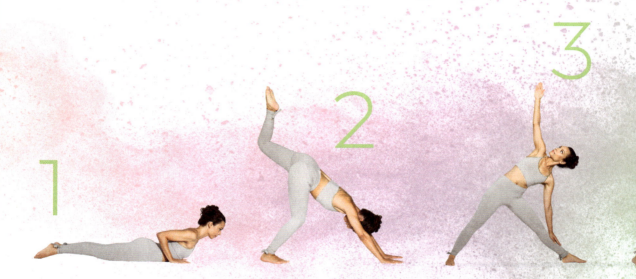

KOBRA & KIND

Atme ein. Hebe dich zur Kobra hoch. **(1)**

Spüre dein Herz am Boden schlagen. Du lebst.

Atme aus und drücke dich nach hinten oben in die Kindeshaltung (siehe auch Seite 47).

Nimm deinen Herzrhythmus wahr und lasse deine Trauer zu. Atme ein.

DREIBEINIGER HUND

Atme aus und komme über den Vierfüßlerstand in den Dreibeinigen Hund, das linke Bein ist oben. **(2)**

Sammle dich.

DREIECK

Schwinge dein linkes Bein nach vorn und öffne dich in die Dreieckshaltung. **(3)**

Lasse die Traurigkeit abfallen und bilde dein neues Fundament. Atme aus.

Kummer gehört zum Leben wie die Freude. Der Trick dabei ist, den richtigen Umgang damit zu finden, die Traurigkeit zuzulassen und das Lachen nicht zu vergessen.

FLOWS HAPPY MIND & SOUL

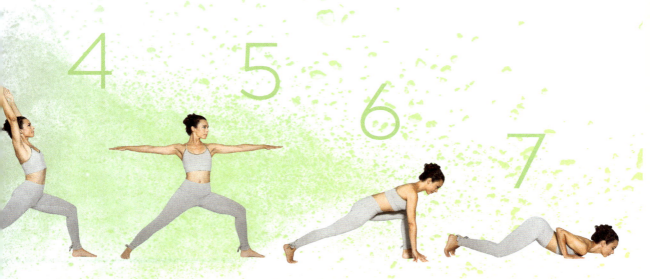

KRIEGER 1 & 2

Atme ein und beuge das linke Bein. Drehe die rechte Hüfte und das Bein ein.

Rolle dich zum Krieger 1 auf. **(4)**

Öffne dein Herz. Atme aus. Breite deine Arme zum Krieger 2 aus. **(5)**

Blicke positiv in die Zukunft, lasse die Vergangenheit sein, und freue dich, dass du es bisher geschafft hast.

AUSFALLSCHRITT

Atme ein. Drehe dich zum Ausfallschritt ein. **(6)**

KINN-BRUST & KOBRA

Atme aus. Beuge deine Arme und lege Knie, Kinn und Brustbein am Boden ab. **(7)**

Atme ein. Hebe deinen Brustkorb an und freue dich über einen neuen fröhlichen Herzschlag. **(1)**

Alles wird gut.

Beginne den Flow von vorn.

GUTE-LAUNE-FLOW

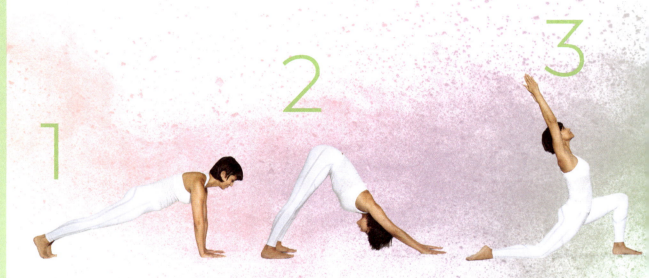

PLANKE

Atme in der Plankenposition ein (siehe auch Seite 67) und biete deinem Blues die Stirn. (1)

HUND

Atme aus. Beuge deine Beine an und verlagere dein Gewicht nach hinten und oben zum Herabschauenden Hund. (2)

Stelle die Welt auf den Kopf und lache ihr ins Gesicht.

AUSFALLSCHRITT

Atme ein. Schwinge dein linkes Bein nach vorn. (3)

Kleine Aufmunterung gefällig? Dieser Flow hebt deine Stimmung und erzeugt wohltuende Wärme im Körper, wenn es draußen (oder drinnen) dunkel und kalt ist.

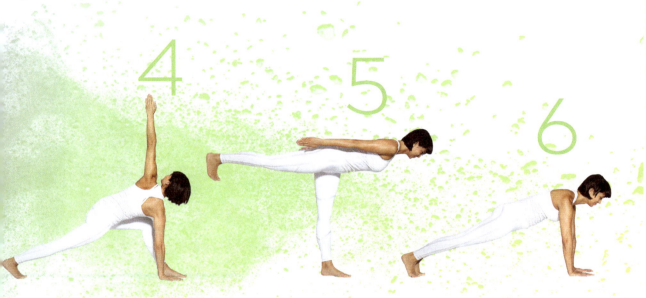

GEDREHTER WINKEL

Atme aus und drehe deinen Brustkorb nach links. **(4)**

Spüre, wie dein Körper wärmer wird.

KRIEGER 3

Atme ein. Drehe dich mit dem Oberkörper zurück zur Mitte und strecke das linke Bein zum Krieger 3 aus. **(5)**

PLANKE

Atme aus, beuge dein linkes Bein, lege die Hände am Boden ab und steige mit dem linken Bein und guter Laune nach hinten in die Planke. **(6)**

Beginne den Flow von vorn und wiederhole ihn noch 4-mal.

PERSPEKTIVENWECHSEL

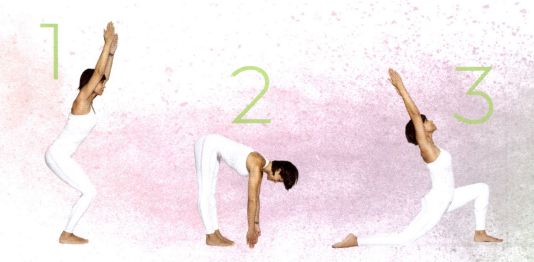

STUHL

Atme in der Stuhlhaltung ein. **(1)**

Lasse die Vergangenheit ruhen. Wirf noch einen Blick auf sie.

VORBEUGE

Atme aus und senke deinen Oberkörper zur Stehenden Vorbeuge ab. **(2)**

Lasse nun Vergangenes von dir abfallen.

AUSFALLSCHRITT

Atme ein und schwinge das rechte Bein nach hinten in den tiefen Ausfallschritt. **(3)**

Kehre dem Alten den Rücken zu und bedanke dich. Freue dich auf das, was kommt.

Lasse die Vergangenheit ruhen. Blicke lieber nach vorn und öffne dich für das, was kommt. Freue dich aber auch immer über die Gegenwart.

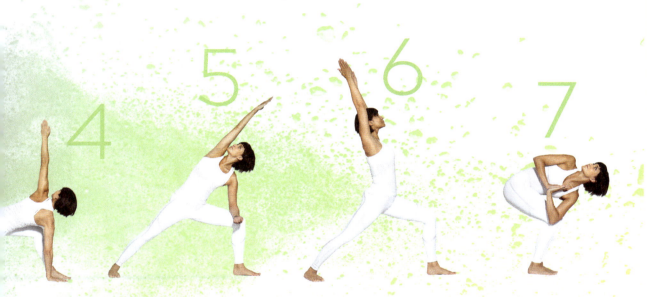

WINKEL

Atme aus. Öffne dich nach links in den Gedrehten Winkel und wende dich dem Neuen zu. (4)

Atme in die Seitliche Winkelhaltung ein. (5)

Begegne allem Neuen mit einem großen Lächeln. Atme aus.

KRIEGER 1

Atme ein und drehe dich zum Krieger 1 ein. (6)

Das Neue ist da. Die Vergangenheit existiert nicht mehr.

GEDREHTER STUHL & STUHL

Atme aus. Schließe deine Beine und öffne dich zum Gedrehten Stuhl. (7)

Atme ein zur Stuhlhaltung. (1)

Empfange alles, was neu ist, mit offenen Armen. Sei dir immer bewusst, dass es an dir liegt, wie du mit Situationen und Menschen umgehst, und sich dein Verhalten meistens einfach nur widerspiegelt.

Wiederhole den Flow zur anderen Seite und noch 2-mal.

EINFACH FALLEN LASSEN

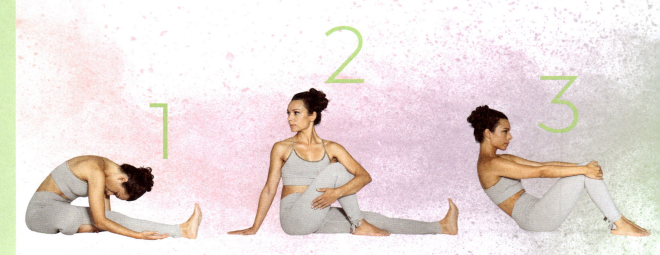

KOPF-KNIE

Strecke dein linkes Bein nach vorn aus und lege das rechte gebeugt seitlich ab.

Atme aus, lasse einfach los und gib dich der Erschöpfung hin. (1)

DREHSITZ

Atme ein und rolle dich langsam nach oben auf.

Stelle das rechte Bein auf. Atme aus und drehe dich nach rechts. (2)

Atme ein paar Mal tief in den Bauch ein und aus.

Befreie dich von dem schlechten Gewissen, nicht erschöpft sein zu dürfen.

Wiederhole Schritt 1 und 2 zur anderen Seite.

ABROLLEN

Rolle dich auf deinen Rücken ab. (3)

Du darfst müde sein.

Wir alle kommen mal in Situationen von völliger Erschöpfung. Manchmal ist es dabei hilfreicher, sich ihr hinzugeben, anstatt gegen sie anzukämpfen.

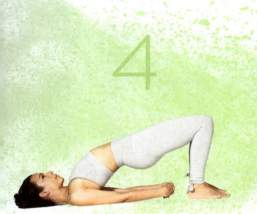

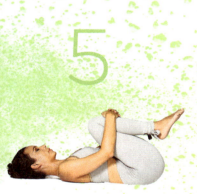

SCHULTERBRÜCKE

Atme ein und hebe dein Becken zur Schulterbrücke hoch. **(4)**

Lasse deinen Körper zur Ruhe kommen.

KNIE-KINN

Atme aus und ziehe die Oberschenkel zum Brustkorb. **(5)**

Lasse den Geist ruhig werden. Genieße das Gefühl, dich einfach deiner Erschöpfung hingegeben zu haben.

Mache diesen Flow nur einmal.

FÜR MEHR SELBSTBEWUSSTSEIN

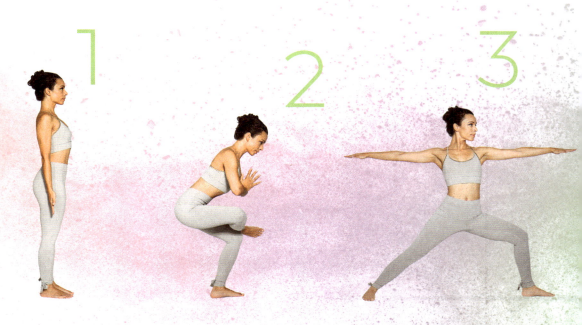

BERG

Schließe deine Beine im aufrechten Stand und strecke deine Arme am Körper nach unten aus.

Stehe aufrecht und selbstbewusst. (1)

SHIVAS TANZ

Finde Mut. Atme ein und hebe dein rechtes Knie an.

Lege deinen rechten Fuß auf den linken Oberschenkel.

Atme aus und beuge dich zu Shivas Tanzhaltung nach vorn.

Atme ein. Richte den Oberkörper wieder auf. (2)

KRIEGER 2

Atme aus und öffne dein rechtes Bein zum Krieger 2. (3)

Erde dich und sei im Hier und Jetzt. Lasse alle Selbstzweifel zur Vergangenheit werden.

Sei ganz bei dir und lasse dich nicht beirren, wenn dein Herz dir sagt, dass du das Richtige tust. Räume deine Selbstzweifel aus dem Weg und stehe zu dir.

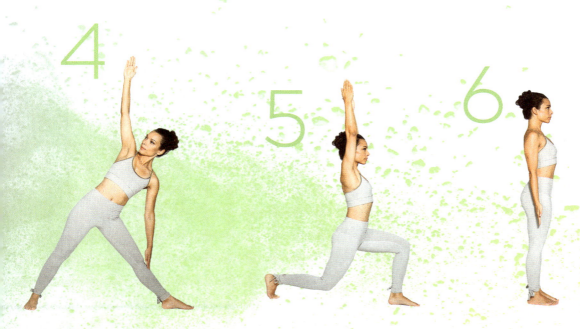

DREIECK

Atme ein und strecke das linke Bein.

Atme aus. Neige deinen Oberkörper zum linken Bein in die Dreieckshaltung. (4)

Lasse alle Selbstzweifel von dir abfallen.

AUSFALLSCHRITT

Atme ein und drehe dich zur Mitte.

Atme aus. Beuge beide Beine und bringe deinen Oberkörper in eine senkrechte Position. Strecke deine Arme nach oben aus. (5)

Spüre eine neue Kraft in dir.

BERG

Atme ein und schwinge dein rechtes Bein nach vorn in die Berghaltung. (6)

Du bist selbstsicher und selbstbewusst.

Wiederhole den Flow auf der anderen Seite und insgesamt noch 3-mal.

BESSER SCHLAFEN

1

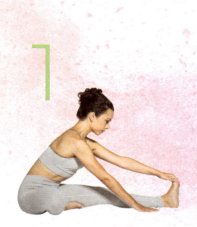

KOPF-KNIE

Strecke das linke Bein aus und lege das angewinkelte rechte Knie auf dem Boden ab. **(1)**

Konzentriere dich auf deine Atmung. Atme ein paar Mal ein und aus.

2

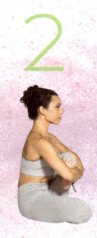

BABYSCHAUKEL

Ziehe das linke Bein zu dir und umarme es. Wiege das Bein nach rechts und links. **(2)**

Lasse deine Atmung kommen und gehen. Beruhige Körper und Geist.

Wiederhole Schritt 1 und 2, bevor du dich abrollst.

3

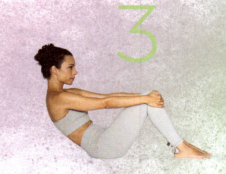

ABROLLEN

Atme aus und rolle dich auf deinen Rücken ab. **(3)**

Lasse bei allen Schritten (bis auf Schritt 5) deine Atmung ein paar Mal kommen und gehen. So beruhigt sich der Geist mehr und mehr.

Was hält dich von einem guten Schlaf ab? Dein Tag, deine Umtriebigkeit oder etwa Unzufriedenheit? Lege dich ins Bett und spüre nur, was bei diesem Flow im Körper vorgeht.

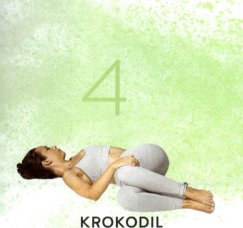

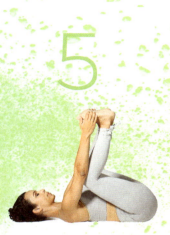

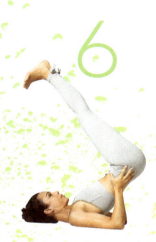

KROKODIL

Lege deine Knie entspannt zur Seite. Drehe dich von dem weg, das Unruhe in dir verursacht und dich um einen ruhigen Schlaf bringt. (4)

Wiederhole die Übung zur anderen Seite.

GLÜCKLICHES BABY

Umarme dich und deine Nachtruhe. (5)

UMKEHRSTELLUNG

Lege deine Beine an eine Wand oder übe die gezeigte Variation der umgekehrten Stellung. (6)

Der Flow wird nicht wiederholt.

IN DIE EIGENE KRAFT KOMMEN

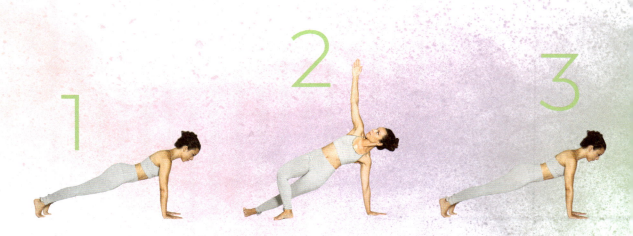

PLANKE

Atme in der Planke tief aus (siehe auch Seite 67). **(1)**

Nimm deine Stärken wahr.

SEITPLANKE

Atme ein und öffne dich zur Seitplanke. **(2)**

Entdecke, was noch in dir steckt.

PLANKE

Atme aus. Drehe dich wieder zur Planke ein. **(3)**

Nimm die neu entdeckte Stärke mit.

Schaue nicht auf das, was du nicht kannst, sondern auf das, in dem du Meister bist – und bilde aus Stolpersteinen Stufen.

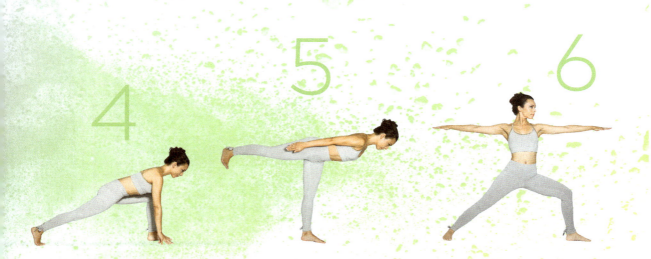

AUSFALLSCHRITT

Atme aus. Schwinge dein linkes Bein nach vorn in den Ausfallschritt. (4)

Brich auf zu neuen Ufern.

KRIEGER 3

Atme ein und strecke das linke Bein zum Krieger 3 aus. (5)

Behalte dein Ziel vor Augen.

KRIEGER 2 & PLANKE

Atme aus und setze das rechte Bein in den Krieger 2 am Boden auf. (6)
Bündle deine alte Stärke mit der neuen und zukünftigen.

Drehe dich ein und steige mit dem linken Bein in die Planke nach hinten. (1)

Freue dich darüber, dass du diese eigene Stärke besitzt.

Wiederhole den Flow zur anderen Seite – gern noch 3- bis 4-mal.

GLÜCKLICHE BAUCHMUSKELN

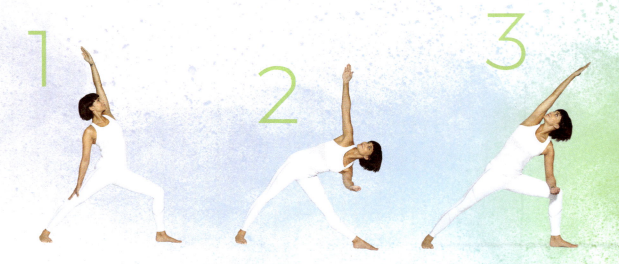

FRIEDVOLLER KRIEGER

Stelle dich in eine Grätsche und positioniere deine Beine für den Friedvollen Krieger.

Atme aus und neige deinen Oberkörper nach rechts. (1)

DREIECK

Atme ein und richte deinen Oberkörper zurück zur Mitte auf.

Atme aus. Neige deinen Rumpf nach links in das Dreieck.

Strecke deinen rechten Arm zur Decke und den linken vor dem Körper aus. (2)

SEITLICHER WINKEL

Atme ein. Beuge das linke Bein und strecke den rechten Arm zur Seitlichen Winkelhaltung zum Kopf aus. (3)

Eine starke Mitte kann in stressigen Zeiten Körper und Geist zur Ruhe bringen. Genieße einen Flow, der deine Bauchmuskeln und deine Taille zum Lächeln bringt.

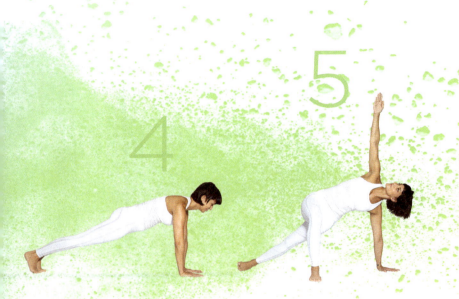

PLANKE

Atme aus. Drehe den Oberkörper ein und stütze dich in die Planke ab. (4)

SEITPLANKE

Atme ein. Löse die rechte Hand vom Boden und öffne dich nach rechts.

Strecke den rechten Arm zur Decke. (5)

HUND & FRIEDVOLLER KRIEGER

Atme aus. Drehe dich wieder ein und verlagere dein Gewicht nach hinten in den Herabschauenden Hund. (6)

Schwinge dein rechtes Bein nach vorn.

Atme ein und rolle den Oberkörper zum Friedvollen Krieger auf. (1)

Wiederhole den Flow noch 2-mal pro Seite.

FLOWS FÜR EINE GUTE FIGUR

SCHÖNE BEINE & KNACKIGER PO

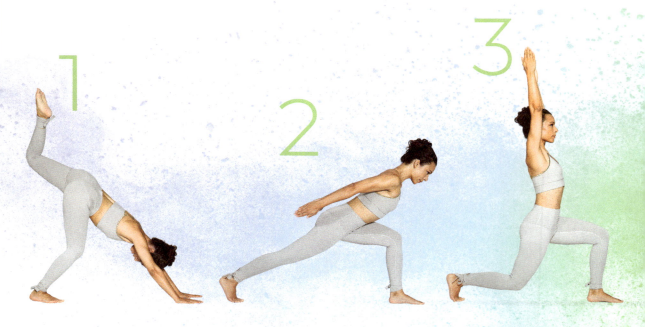

DREIBEINIGER HUND

Stütze dich in den Herabschauenden Hund ab (siehe auch Seite 73).

Atme ein und hebe dein linkes Bein nach oben. (1)

LANGER AUSFALLSCHRITT

Atme aus. Schwinge dein linkes Bein zu einem langen, tiefen Ausfallschritt nach vorn.

Strecke deine Arme nach hinten aus und lasse deine linke Bauchhälfte auf dem linken Oberschenkel ruhen. (2)

HOHER AUSFALLSCHRITT

Atme ein. Beuge beide Beine an. Das linke Knie schwebt knapp über dem Boden.

Positioniere deinen Oberkörper senkrecht über deinem Becken. (3)

Yoga bietet dir eine ganze Menge Haltungen, um Beine und Po zu straffen. Hier ist eine kleine Auswahl der besten für eine knackige Rückseite.

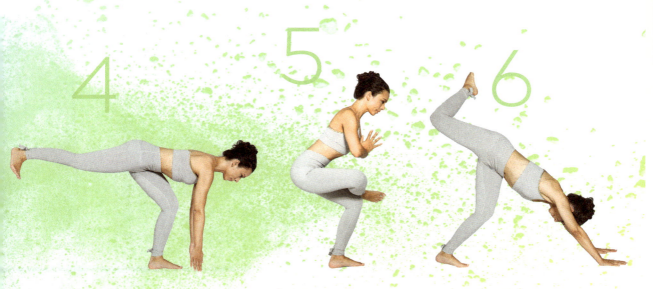

KRIEGER 3

Lasse dein linkes Bein gebeugt.

Atme aus. Beuge dich nach vorn, setze deine Fingerspitzen auf dem Boden auf.

Hebe das rechte Bein auf Hüfthöhe an. **(4)**

SHIVAS TANZ

Atme ein. Richte den Oberkörper zu Shivas Tanzhaltung auf.

Lege deinen rechten Fuß auf den linken Oberschenkel. **(5)**

DREIBEINIGER HUND

Atme aus. Gib deine Hände schulterbreit auf die Matte.

Atme ein und hebe dein rechtes Bein zum Dreibeinigen Hund nach oben. **(6)**

Wiederhole den Flow und übe ihn noch 4-mal.

STRAFFE ARME & BRUST

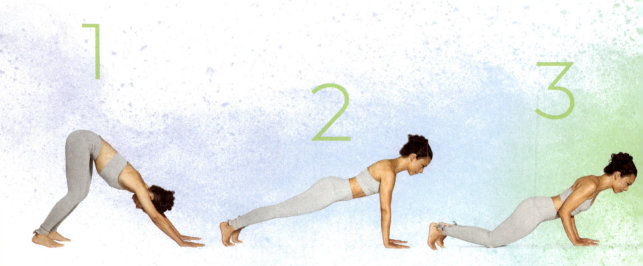

HUND

Beginne deinen Flow im Herabschauenden Hund (siehe auch Seite 72). **(1)**

Atme hier aus.

PLANKE

Atme ein. Mache zwei kleine Schritte nach hinten und schiebe dich nach vorn in die Plankenposition (siehe auch Seite 67). **(2)**

MINI-LIEGESTÜTZ

Atme aus. Lege deine Knie am Boden ab und beuge deine Arme. Ziehe die Ellbogen eng an den Körper. **(3)**

Übe regelmäßig diesen Flow und freue dich nicht nur über definierte Arme, sondern auch über weniger Nackenschmerzen.

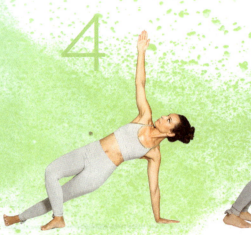

SEITPLANKE

Atme ein. Hebe deine Knie wieder vom Boden ab und strecke deine Arme aus.

Löse die rechte Hand vom Boden und öffne dich zur Seitplanke (siehe auch Seite 69). **(4)**

HUND

Atme aus. Drehe dich ein und komme in den Herabschauenden Hund. **(5)**

ALLE YOGA-ÜBUNGEN AUF EINEN BLICK

In diesem Buch findest du eine Auswahl an Basic-Asanas für Einsteiger und Fortgeschrittene. Hier sind sie alphabetisch versammelt, zusammen mit ihren Original-Sanskritnamen.

B

Babyschaukel – *Hindolasana* 18
Baum – *Vrkshasana* 30

D

Drehsitz – *Marichyasana & Ardha Matsyendrasana* 60
Dreibeiniger Hund – *Eka Pada Adho Mukha Shvanasana* 72
Dreieck – *Trikonasana* 26

F

Friedvoller Krieger – *Viparita Virabhadrasana* 22

G

Gedrehter seitlicher Winkel – *Parivrtta Parshvakonasana* 62
Gedrehter Stuhl – *Parivrtta Utkatasana* 64

H

Halbe Kerze – *Viparita Karani* 76
Herabschauender Hund – *Adho Mukha Shvanasana* 72
Heuschrecke – *Shalabasana* 36
Hocke – *Malasana* 32

K

Kamel – *Uhstrasana* 38
Kind – *Balasana* 46
Knie-Brust-Kinn-Haltung – *Ashtangasana* 70
Kobra – *Bhujangasana* 34
Kopf-Knie-Haltung – *Janu Shirshasana* 48
Krieger 1 – *Virabhadrasana 1* 44
Krieger 2 – *Virabhadrasana 2* 20
Krieger 3 – *Virabhadrasana 3* 56
Krokodil – *Nakarasana* 58

P

Planke – *Phalagasana* 66
Pyramide – *Parshvottanasana* 54

R

Reiher – *Krounchasana* 50

S

Schulterbrücke – *Setu Bandha Sharvangasana* 74
Seitlicher Winkel – *Parshvakonasana* 24
Seitplanke – *Vashishthasana* 68
Shivas Tanz – *Tandavanasana* 28
(Stehende) Vorbeuge – *Uttanasana* 52
Stuhl – *Utkatasana* 52

T

Taube – *Kapotasana* 40
Tiefer Ausfallschritt – *Anjaneyasana* 42

ÜBER DIE AUTORIN

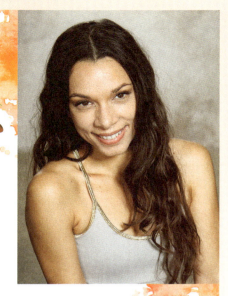

Amiena Zylla stammt aus einer Künstlerfamilie mit südafrikanischen, indisch-arabischen und deutschen Wurzeln und wurde von Kindheit an musisch gefördert. Ihre Begeisterung galt von früh an dem Tanz. Nach der Schule ließ sie sich in Deutschland, ihrem Geburtsort Kapstadt, in den USA und in Indien als Tänzerin, Tanz-, Sport- und Bewegungspädagogin, Yoga- und Pilateslehrerin ausbilden. Heute bildet Amiena selbst aus und bietet neben einer von der Yoga Alliance zertifizierten Yogalehrer-Ausbildung auch eine in dem von ihr entwickelten Faszien-Yoga an. Ihr Credo ist es, den Menschen, die zu ihr finden, ein Gefühl von Freiheit auf der Yogamatte zu vermitteln und mit ihnen eine gute Zeit zu verbringen. Mit viel Herz und Liebe unterrichtet sie seit über 20 Jahren. Ihren charmanten und spielerischen Unterrichtsstil kannst du in Kursen in ihrem Studio in München erleben, das sich auf Yoga, Pilates, Faszien und Barre-Workout spezialisiert hat. Zu Hause und unterwegs kann man mit Amienas Trainings-Videos auf ihrem YouTube-Channel üben. Wenn Amiena keine Kurse gibt, arbeitet sie als Model, schreibt Ratgeber zu ihren Themen, ist Testimonial, unter anderem für Vichy, und gibt ihr Wissen als Expertin in diversen TV-Formaten und Zeitschriften weiter.

Bücher von Amiena Zylla

Aus dem
Gräfe und Unzer Verlag:
Barre Workout (mit DVD) – Das Flow-Training aus Ballett, Pilates und Yoga

Dynamisches Faszien-Yoga (mit DVD): Für einen elastischen, straffen Körper

Urban Yoga: Finde deine Übungen zum Auftanken und Runterkommen

Bei anderen Verlagen:
Alles Yoga! – Entspannt im Alltag und unterwegs. Perlen-Reihe Verlag

Yoga für die Faszien – Übungen für einen geschmeidigen Körper. Bruckmann Verlag

Faszien-Training für den Rücken – In 5 Minuten zum neuen Lebensgefühl. Bruckmann Verlag

Pilates – Übungsprogramme für mehr Kraft und Balance. BLV-Verlag

Adressen & Links von Amiena

Amiena's Werkstatt
Müllerstr. 33 / Hinterhaus
80469 München
Telefon: 00 49 89 51 71 76 40
Mail: info@amienaswerkstatt.de

Facebook: www.facebook.com/amienaswerkstatt

Studio-Webseite: www.amienaswerkstatt.de

www.amienazylla.com

Links zu Amiena Zylla:
www.amienazylla.com
www.letyourbodysmile.com
www.youtube.com/amienazylla
www.facebook.com/zylla.amiena
www.facebook.com/faszienyoga
www.instagram.com/yoga_pilates_amiena

Amienas Studio in München:
www.amienaswerkstatt.de
www.facebook.com/amienaswerkstatt.de

BÜCHER, DIE WEITERHELFEN

Aus dem Gräfe und Unzer Verlag:

Daiker, Ilona: *Gelassen wie ein Buddha* (Tischaufsteller)

Eßwein, Jan Thorsten: *Achtsamkeitstraining* (mit CD)

Hoffmann, Ulrich: *Mini-Meditationen*

Ders.: *One, two, free – Kleine Yoga-Pausen für sofort und überall*

Mannschatz, Marie: *Meditation – Mehr Klarheit und innere Ruhe* (mit CD)

Sander, Michael: *Yin Yoga – Der sanfte Übungsstil für mehr innere Ruhe* (mit CD)

Schneider, Maren: *Crashkurs Meditation* (mit CD)

Thielemann-Kapell, Patricia: *Yoga in der Schwangerschaft* (mit DVD)

Trökes, Anna / Knothe, Bettina: *Yoga-Glück – Neue Erkenntnisse aus der Neurobiologie* (mit 2 CDs)

Trökes, Anna: *Das große Yoga-Buch*

Dies.: *Die Yoga-Box*

Dies.: *Yoga – Mehr Energie und Ruhe* (mit CD)

Dies.: *Yoga für den Rücken* (mit DVD)

Dies.: *Yoga Nidra – Die Yoga-Tiefenentspannung* (mit CD)

Dies.: *Der kleine Alltagsyogi*

Waesse, Harry / Kyrein, Martin: *Yoga für Einsteiger*

Wittstamm, Willem: *Yoga für Späteinsteiger* (mit DVD)

Aus anderen Verlagen

Calais-Germain, Blandine: *Anatomie der Bewegung: Technik und Funktion des Körpers. Einführung in die Bewegungsanalyse.* Marix

Franklin, Eric: *Entspannte Schultern, gelöster Nacken.* Kösel

Ders.: *Locker sein macht stark. Wie wir durch Vorstellungskraft beweglich werden.* Kösel

Ders.: *Befreite Körper. Das Handbuch zur imaginativen Bewegungspädagogik.* VAK

Schöps, Inge: *Yoga – das große Praxisbuch für Einsteiger und Fortgeschrittene.* Parragon Books

Rettiner, Remo: *Das große Yoga-Therapiebuch – Yogapraxis für die Gesundheit und einen klaren Geist.* Via Nova

Wolz-Gottwald, Eckart: *Die Yoga-Sutras im Alltag leben: Die philosophische Praxis des Patanjali.* Via Nova

Adressen und Internetseiten, die weiterhelfen:

Yoga Journal
Die beste Yoga-Zeitschrift, die Yoga in all seinen Facetten zeigt. www.yogajournal.de

Yoga Alliance
Hier findet man alle Yogaschulen, die eine zertifizierte internationale Yogalehrerausbildung anbieten. www.yogaalliance.org

Paul Grilley – Anatomie
Sehr interessant sind die »Bone Photo Images«, die beweisen, dass unsere Knochenanatomie sehr unterschiedlich sein kann und wir uns deshalb nicht in jede Yogaposition zwingen sollten. www.paulgrilley.com

Yogaequipment:
Zum fairen Preis unter anderem bei: www.yogistar.com und www.yogibox.de

Yoga-Kleidung:
Tolle Yoga-Klamotten gibt es unter anderem bei:

www.bench.de
www.wellicious.com
www.mandala-fashion.com
www.ognx.com
www.anaheart.co.uk
www.aloyoga.com

Mehr Energie, mehr Wohlbefinden!

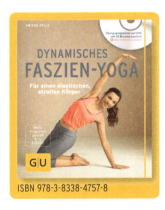

ISBN 978-3-8338-4757-8

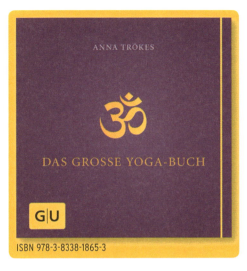

ISBN 978-3-8338-1865-3

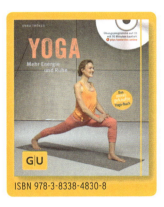

ISBN 978-3-8338-4830-8

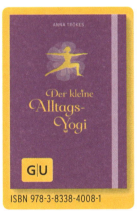

ISBN 978-3-8338-4008-1

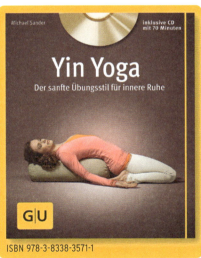

ISBN 978-3-8338-3571-1

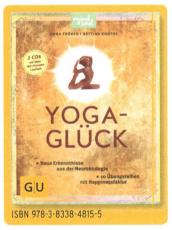

ISBN 978-3-8338-4815-5

Alle hier vorgestellten Bücher sind auch als eBook erhältlich.

Mehr von GU auf **www.gu.de** und
facebook.com/gu.verlag

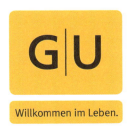

Willkommen im Leben.

IMPRESSUM

© 2017 GRÄFE UND UNZER VERLAG GmbH, München
Alle Rechte vorbehalten. Nachdruck, auch auszugsweise, sowie Verbreitung durch Bild, Funk, Fernsehen und Internet, durch fotomechanische Wiedergabe, Tonträger und Datenverarbeitungssysteme jeder Art nur mit schriftlicher Genehmigung des Verlages.

Projektleitung: Ilona Daiker
Lektorat: Anna Cavelius
Layout & Umschlaggestaltung: independent Medien-Design GmbH, Horst Moser, München
Herstellung: Susanne Mühldorfer
Satz: griesbeckdesign, München
Repro: Longo AG, Bozen
Druck und Bindung: Firmengruppe appl, Wemding

ISBN 978-3-8338-5947-2
2. Auflage 2018

Umwelthinweis
Dieses Buch wurde auf PEFC-zertifiziertem Papier aus nachhaltiger Waldwirtschaft gedruckt.

Vielen Dank!
Ich möchte mich bei meinen Teilnehmern bedanken, die über die letzten 20 Jahre die großartigsten Lehrer waren und immer noch sind, und bei meiner Familie, die mit all ihrer Liebe immer an mich glaubt und mich in all meinen Projekten bestärkt. Vielen Dank an meine GU Projektleiterin Ilona Daiker, die mir durch ihre langjährige Verlags-Erfahrung genau das richtige Maß an Sicherheit und Freiheit schenkt. Und auch bei Anna Cavelius möchte ich mich von Herzen bedanken, weil sie mich mit und ohne Worte versteht und eine wunderbare Art zu lektorieren hat.

Wichtiger Hinweis
Die Inhalte dieses Ratgebers wurden sorgfältig recherchiert und haben sich in der Praxis bewährt. Alle Leserinnen und Leser sind jedoch aufgefordert, selbst zu entscheiden, ob und inwieweit sie Übungsanleitungen und Anregungen aus diesem Buch umsetzen wollen und können. Die Autorin und der Verlag übernehmen keine Haftung für die Resultate.

Liebe Leserin, lieber Leser,
haben wir Ihre Erwartungen erfüllt? Sind Sie mit diesem Buch zufrieden? Haben Sie weitere Fragen zu diesem Thema? Wir freuen uns auf Ihre Rückmeldung, auf Lob, Kritik und Anregungen, damit wir für Sie immer besser werden können.

GRÄFE UND UNZER Verlag
Leserservice
Postfach 86 03 13
81630 München
E-Mail:
leserservice@graefe-und-unzer.de

Telefon: 00800 / 72 37 33 33*
Telefax: 00800 / 50 12 05 44*
Mo–Do: 9.00 – 17.00 Uhr
Fr: 9.00 – 16.00 Uhr
(* gebührenfrei in D, A, CH)

Ihr GRÄFE UND UNZER Verlag
Der erste Ratgeberverlag – seit 1722.

Bildnachweis
Fotoproduktion: Johannes Rodach, München
Syndication: www.seasons.agency

Dank
Für die großzügige Unterstützung mit tollen Outfits bedanken wir uns bei:
www.lululemon.com
Lululemon Showroom
Holzstraße 30, 80469 München

  www.facebook.com/gu.verlag